BERNHARD LUDWIG

DIE

NOBELPREIS
METHODE

*Mit drei preisgekrönten Prinzipien
zum Wunschgewicht*

BERNHARD LUDWIG

MIT ANNA CAVELIUS & BARBARA SCARONI

DIE
NOBELPREIS
METHODE

*Mit drei preisgekrönten Prinzipien
zum Wunschgewicht*

INHALT

158

ZUM NACHSCHLAGEN

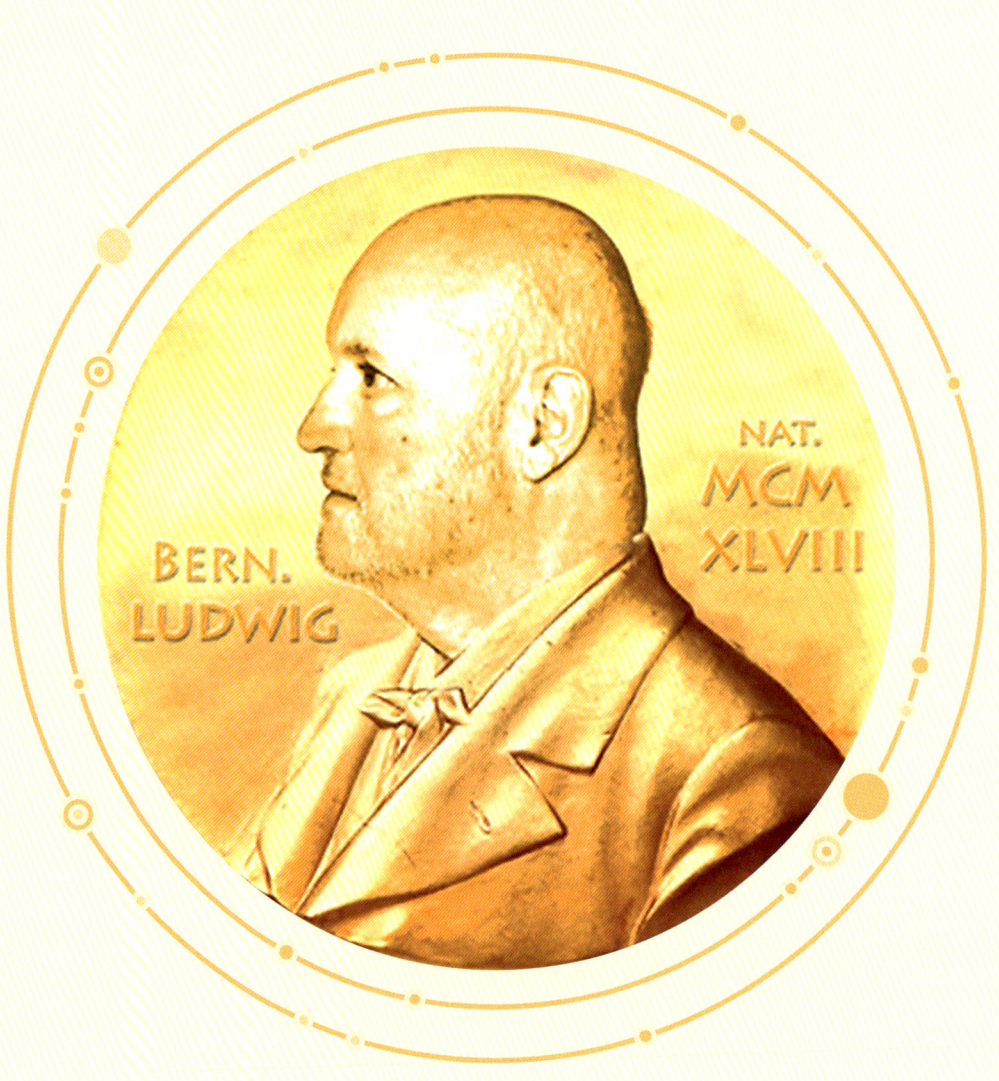

DREI NOBELPREISE & ICH

Lieber Leserin, lieber Leser,

Sie werden sich fragen, was es mit den Nobelpreisen, Bernhard Ludwig und dem Fasten auf sich hat. Genau dieses Geheimnis werde ich in diesem Buch entschlüsseln.

Sehr viele Menschen kennen mich aus meinem *Seminarkabarett = 100% Wissenschaft* und *100% Kabarett*. Jeder meiner Auftritte findet im Dienste der gesundheitlichen Aufklärung einer nach Aufklärung strebenden Gesellschaft statt, die gerne eine Lösung für die Epidemie Übergewicht und ihre krankhaften Folgen finden würde. Neben meiner »Lehrtätigkeit« ist mir die Medizin und vor allem die Prävention immer noch eine Kopf- und Herzensangelegenheit. So organisiere ich schon seit mehr als 30 Jahren Studien mit Intervallfastengruppen und interessierten Ärzten und Gesundheitsexperten aus Österreich und Deutschland. Heute ist Intervallfasten in aller Munde und ein Trend. Insofern war ich zwar kein Rufer in der Wüste, aber meiner Zeit auf jeden Fall ein Stück voraus.

Dass meine sensationelle 10in2-Methode nun auch wissenschaftlich durch zwei Medizin-Nobelpreise zu den Themen Autophagie und innere Uhr geadelt wurde, freut mich natürlich und hat mich dazu gebracht, die Nobelpreis-Methode (vorher bekannt als 10in2) noch einmal auf dem neuesten Stand der Wissenschaft vorzustellen. Hinzu kommt ein spannender neuer Anwärter für den Preis, der im Karolinska-Institut in Stockholm verliehen wird, – es handelt sich um die aufsehenerregenden Forschungsarbeiten zum Thema Zellverjüngung durch Spermidin durch die Molekularbiologen Francesco Madeo und Slaven Stekovic. Ergänzt habe ich die Methodik durch spezielle Nudges, der neueste Schrei in der Gesundheitsvorsorge, der hier nicht fehlen darf. Jeder Anstupser hilft Ihnen dabei, in Eigenverantwortung gesünder zu werden und zugleich weiterhin lustvoll zu leben. Dazu können Sie sofort mit dem 10-Tage-Programm von 10in2 (= 1 Tag fasten, 1 Tag essen) loslegen. Und wenn es Ihnen gefällt, hängen Sie nochmal 10 Tage dran und bleiben hoffentlich dabei. Es ist das Beste, was Sie für sich tun können – Anti-Aging-Effekte inbegriffen!

Ihr Bernhard Ludwig

3 NOBELPREISE =
DIE ERFOLGSDIÄT

---

*Der Beweis ist erbracht: Intervallfasten
ist DIE auf höchster Wissenschaftsebene
nachgewiesene, gesündeste Ernährungs-
und Abnehmmethode der Welt. Zwei
Nobelpreise wurden dazu vergeben,
einer steht noch aus …*

NOBELPREIS 2016 –

Yoshinori Ohsumi: Autophagie

Am 3. Oktober 2016 verlieh das Nobelpreiskomitee der königlich schwedischen Akademie am Karolinska-Institut in Stockholm den Nobelpreis für Physiologie oder Medizin an den Zellbiologen Yoshinori Ohsumi für seine Entdeckungen der Mechanismen der Autophagie.

Doch was bedeutet dieser Begriff eigentlich? Das Wort stammt aus dem Griechischen: »auto« bedeutet »selbst« und »phagein« heißt »essen«. Im Wortsinn meint Autophagie also das Sich-selbst-Verspeisen. Hört sich ein wenig ekelhaft an, ist aber ein lebenswichtiger Prozess im Körper, der ständig abläuft, ohne dass wir es wissen – und das ist vielleicht auch ganz gut so. Man darf sich den Prozess wie eine Art Recyclinghof mit integrierter Müllverbrennung vorstellen. Der Körper mustert den Schrott aus nicht mehr funktionsfähigen Zellbausteinen aus (dazu gehören zum Beispiel Organellen, Eiweißbausteine und Zellmembranen). Mit der Ausmusterung beginnt er, sobald nicht mehr ausreichend Energie in der Zelle und ihren Kraftwerken vorhanden ist, um jedes Bauteil gut zu versorgen. Das ist ein bisschen so, wie mit einem alten Auto: zuerst der Auspuff, dann eine Glühkerze und dann vielleicht die Kupplung. Das eine oder andere Teil kann ein versierter Mechaniker reparieren, indem er etwas schweißt oder klebt, wieder andere wandern auf den Schrottplatz und müssen ersetzt werden. In der Zelle läuft das alles automatisch ab, da sich jede Zelle unter bestimmten Rahmenbedingungen selbst reguliert. Der Prozess von Ausmisten und Recycling folgt dabei ganz bestimmten Regeln, die sich im Lauf der Evolution als sinnvoll für das Überleben herausgestellt haben. Denn darum geht es unserem Körper ja. Er will überleben und so lange wie möglich jung und gesund bleiben. Dieser Überlebenswille spiegelt sich in der kleinsten Zelle wider.

Es gibt noch einen ganz ähnlichen Prozess, die sogenannte Apoptose – auch bekannt als programmierter Zelltod. Der beruht darauf, dass jede Zelle nach einer gewissen Anzahl der Teilungen darauf programmiert ist, sich aus diesem Leben zu verabschieden. Ja, das klingt ein wenig makaber, vor allem vor dem Hintergrund, dass dieser Vorgang lebenswichtig für uns ist, um bei guter Gesundheit zu bleiben. Ein bisschen wie: »Der Mohr hat seine Schuldigkeit getan, der Moor kann gehen«, um an dieser Stelle auch mal den Großdramatiker Friedrich Schiller zu bemühen …

Denken Sie auch hier wieder an Ihr Auto. Sie lieben diesen Wagen. Sie verbinden großartige Erinnerungen mit ihm, Fahrten über abenteuerliche Routen, Sonnenuntergänge auf der Motorhaube, unvergesslichen Sex …, oder auch einfach, wie gut er immer wieder aussieht, wenn er aus er Waschstraße kommt.

Aber nach ein paar Jahren, da wirkt er langsam ein bisschen zerschrammt, hier nagt der Rost und da hat er einen Kratzer und eine unschöne Delle. Nach noch ein paar mehr Jahren, sieht er dann gar nicht mehr gut aus. Die Kiste kostet jetzt jedes Jahr Tausende von Euros, damit sie überhaupt noch anspringt. Und alle paar Wochen bleibt sie trotzdem stehen. Die Frage stellt sich, ob man wirklich noch etwas in den Schrotthaufen, der sie ja nun ist, reinstecken soll. Also, weg damit und her mit einem neuen Flitzer.

Dasselbe geschieht im Körper. Zellen werden alt und schrottreif. Und es ist besser, dass sie jetzt darauf programmiert sind zu sterben, sobald ihr Sinn und Zweck erfüllt ist und sie ihren Aufgaben nicht mehr nachgehen können. Das klingt natürlich grausam, aber so ist das Leben eben. Diesen Prozess nennen wir also Apoptose: Jede Zelle ist nach einer bestimmten Zeit prädestiniert zu sterben. Das ist wie beim Auto-Leasing. Nach einer bestimmten Zeit sind Sie das Auto los, egal ob es noch funktioniert oder nicht. Dann bekommen Sie einen neuen Wagen und Sie müssen keine Angst mehr davor haben, dass ihr Auto irgendwann am Straßenrand liegenbleibt.

ZELLRECYCLING – DAS IST AUTOPHAGIE

Das Gleiche passiert auf einer interzellulären Ebene. Sie müssen ja nicht unbedingt gleich einen neuen Wagen kaufen. Manchmal reicht es auch, die Batterie zu ersetzen, die alte wegzuschmeißen und eine neue zu besorgen. So geschieht das auch in den Zellen. Anstatt eine ganze Zelle absterben zu lassen, wie bei der Apoptose, müssen nur ein paar Teile darin ersetzt werden. Und das wiederum ist das, was bei der Autophagie passiert: Bestimmte Organellen werden zerstört und neue werden wieder aus älteren Bestandteilen neu aufgebaut, um

Anmerkung: Ab hier wird es molekularbiologisch. Für alle, die gerne verstehen wollen, was Yoshinori Ohsumi erforscht hat, ist der Teil zweifellos spannend. Falls Ihnen das zu Fachchinesisch, pardon, japanisch vorkommt, überspringen Sie den Teil einfach.

die kaputten zu ersetzen. Das wird erledigt, indem die kaputte Organelle zu einem Lysosom geschickt wird. Hierbei handelt es sich um eine spezialisierte Organelle, die Eiweiß abbauende Enzyme enthält.

Das erste Mal beschrieben wurde die Autophagie bereits im Jahr 1962. Wissenschaftler stellten fest, dass sich die Lysosomenanzahl (also die Teile der Zelle, die für die Müllentsorgung zuständig ist) in Rattenlebern erhöhte, nachdem sie mit Glukagon (das ist ein Hormon, das den Blutzuckerspiegel erhöht) geimpft wurden. Einer der Schlüsselregulatoren der Autophagie ist die bei allen Säugetieren vorkommende Kinase mTOR, die die Differenzierung und Vermehrung von Zellen steuert. Sobald mTOR aktiviert wird, unterdrückt sie die Autophagie. Ist sie untätig, wird der Autophagie-Prozess angeregt.

WAS DIE AUTOPHAGIE FÖRDERT

Der belgische Biochemiker Christian de Duve, der 1962 den Nobelpreis erhielt, prägte den Begriff Autophagie. Beschädigte interzelluläre Bestandteile und unbenutzte Proteine werden markiert, so zur Zerstörung freigegeben und anschließend an die Lysosome geschickt, die den Job dann erledigen.

Der Entzug von Nahrung ist der Schlüsselaktivator für Autophagie. Erinnern Sie sich daran, dass Glukagon eine Art Gegenspieler von Insulin ist? Es ist wie bei dem Kinderspiel »Gegenteiltag«: Taucht Insulin auf, sinkt das Glukagon. Sackt der Insulinspiegel ab, steigt Glukagon und damit der Blutzuckerspiegel an. Wenn wir essen, geht das Insulin hoch - weil seine Aufgabe darin besteht, die Nährstoffe aus dem Essen in die Zellen zu schleusen. Glukagon sinkt ab. Wenn wir nun nichts essen, sinkt das Insulin ab und Glukagon ist wieder obenauf. Dieser Anstieg von Glukagon regt den Autophagieprozess an. Tatsächlich ziehen Fastenpausen den größtmöglichen bekannten Autophagieeffekt nach sich. In seiner Essenz ist das eine Form von Zellreinigung. Der Körper erkennt altes, minderwertiges Zellmaterial und markiert es für Zerstörung. Es ist wohl die Ansammlung von all diesem Schrott, die verantwortlich für zahlreiche Alterungsprozesse ist.

Fasten hat tatsächlich noch weit mehr Vorzüge, als nur die Autophagie anzuschieben. Es macht zwei gute Sachen. Indem es die Autophagie stimuliert, reinigen wir uns von all unseren alten Schrotteiweißen und Zellbestandteilen. Gleichzeitig regt das Fasten auch das Wachstumshormon (STH) an, das im Körper Bescheid sagt, dass jetzt mal eine Runde neue, frische Ersatzteile produziert werden. Und so lässt sich der Körper im Lauf der Zeit tatsächlich komplett sanieren.

Bevor sie neue Teile einbauen können, müssen sie aber unbedingt die alten loswerden. Denken Sie mal an die Renovierung Ihres Badezimmers. Wenn Sie hier an den Wänden so schicke braune Fliesen mit floralem Design im Achtziger-Jahre-Stil des vergangenen Jahrtausends haben, dann müssen Sie die runterreißen, bevor Sie neue Fliesen einsetzen. Der Zerstörungsprozess (oder die Entfernung von Altem) ist hier genauso entscheidend wie der Prozess des Umstylings. Wenn Sie die neuen Fliesen einfach auf die alten kleben, dann wird das ein unglaublicher Verhau. Um wieder zu den Zellen zurückzukommen: Fasten kann also in vielerlei Hinsicht den Alterungsprozess umkehren, indem im Zellinneren alter Zellschrott entfernt und durch neue Teile ersetzt wird.

ALLES UNTER KONTROLLE

Autophagie ist ein fein regulierter Vorgang. Würde er unkontrolliert ablaufen, wäre das mehr als schädlich, also muss er sorgfältig kontrolliert werden. In Säugetierzellen ist das komplette Verschwinden von Aminosäuren (Eiweißbausteinen) ein starkes Signal für Autophagie. Dabei steigt der Aminosäurenspiegel in den ersten Hungerphasen an. Danach geht man davon aus, dass die durch Autophagie freigesetzten Aminosäuren einerseits in die Leber geschleust werden, um hier zu verwertbarer Energie umgewandelt zu werden. Andere werden zu Glukose (Blutzucker) umgebaut und wieder andere zu neuen Eiweißen zusammengesetzt. Ein genialer Prozess, der reinigend wirkt und damit vorbeugend, insbesondere offenbar bei Krankheiten, die mit angesammelten Schrottproteinen zusammenhängen. Diskutiert wird dieser Effekt für die Alzheimer-Erkrankung, bei der es zu einer Ansammlung von abnormem Eiweiß kommt, entweder in Form von Amyloid-Beta oder Tau-Protein. Wie man Autophagie anschieben kann, wissen Sie nun. Wie man sie stoppen kann? Ganz einfach: Durch Essen. Glukose (Zucker) aus festen und flüssigen Mahlzeiten, Insulin, ein hoher Glukagonspiegel und Proteine aus der Nahrung drehen dem Selbstreinigungsprozess schnell den Hahn zu. Dazu braucht es nicht viel. Selbst ein winziger Anteil von Aminosäuren kann die Autophagie zum Stillstand bringen. Deshalb kann sie nur in echten Fastenphasen stattfinden, wenn alle Nährstoff- und damit verbundenen Hormonpegel auf ein Minimum reduziert sind. Bei einer einfachen Diät, wie FDH oder irgendeiner anderen Abnehmform, die auf Kalorienrestriktion setzt, findet keine Autophagie statt.

Natürlich muss hier ein Gleichgewicht herrschen. Findet zu viel Autophagie statt, werden Sie krank, genauso dann, wenn zu wenig stattfinden darf. Und das bringt uns letztlich zu den natürlichen Lebenszyklen zurück, die aus der Balance zwischen zwei lebensbestimmenden Komponenten bestehen sollten: aus Feiern und Fasten, aber NIEMALS aus Diäthalten. So können in den Esszeiten Zellen wachsen und beim Fasten Reinigungsprozesse stattfinden. Wie Sie dieses Gleichgewicht spielend einfach herstellen, erfahren Sie in diesem Buch.

TUN SIE ETWAS
für Ihre Autophagie!

—

Detox ist ein Trend: In jedem Café stehen Detox-Säfte oder -Tees auf der Karte, und im Internet können Sie sich Grüne-Smoothie-Kuren nach Hause bestellen. Dabei kann Ihr Körper sich auch einfach selbst reinigen.

1

Intervallfasten!

Die meisten Entgiftungskuren gehen so: Bitteschön literweise Smoothies (grün!), Saft und Tee trinken. Wasser geht natürlich auch. Dabei ist es besser, nichts zu sich zu nehmen, beziehungsweise mal eine Mahlzeit auszulassen. Sie können ja mal mit dem Mittag- oder dem Abendessen anfangen. Damit verringern Sie die Chance, an einer ganzen Reihe übler Beschwerden zu erkranken, angefangen bei Herz- und Kreislaufbeschwerden über Alzheimer bis hin zu Krebs. Besonders gut ist es, wenn Sie zwischen 14 und 36 Stunden nüchtern bleiben. Wie das geht, zeige ich ab Seite 54 f.

2 Sport!

Ein schweißtreibendes Workout, 1000 Meter schwimmen oder 30 Minuten joggen versetzt den Körper in einen positiven Stress-Zustand. Nebenbei reinigt er sich durch die bessere Durchblutung und das Schwitzen selbst, die Autophagie läuft. Je regelmäßiger man Sport treibt, desto besser.

3 Zucker weglassen!

Wenn der Körper keinen Zucker bekommt, muss er an die Fettreserven ran. Ideal ist eine sogenannte ketogene Ernährungsweise. Die besteht vor allem aus viel Fisch und magerem Fleisch, Milchprodukten, guten Pflanzenölen, Eiern, Nüssen und zuckerarmem Gemüse.

4 Kaffee schwarz!

Auch der morgendliche Muntermacher ist ein Autophagie-Auslöser. Innerhalb von einer bis vier Stunden nach einer Tasse Kaffee kommt es zu einer starken Ankurbelung der Autophagie in allen untersuchten Organen. Dies gilt auch für entkoffeinierten Kaffee, das heißt, es liegt nicht am Koffein, sondern vermutlich an sogenannten sekundären Pflanzenstoffen aus der Kaffeebohne. Vorsicht: Tierisches Eiweiß hemmt die Autophagie, also keine Kuhmilch in den Kaffee geben! Nur schwarz oder mit einer pflanzlichen Alternative wie etwa Mandelmilch genießen.

NOBELPREIS 2017 –

Jeffrey C. Hall, Michael Rosbash & Michael W. Young: Innere Uhr

Der Nobelpreis für Medizin und Physiologie ging im Jahr 2017 an drei amerikanische Wissenschaftler für die Erforschung der inneren Uhr. Ihre Entdeckung erklärt, wie alle multizellulären Lebewesen, also Pflanzen, Tiere und Menschen, ihren biologischen Rhythmus so anpassen, dass er mit dem Tag- und Nacht-Rhythmus der Erde übereinstimmt.

Aber was bedeutet das? Alles Leben auf der Erde ist an die Umdrehung unseres Planeten angepasst. Seit vielen Jahren wissen wir, dass alle lebenden Organismen, uns eingeschlossen, über eine innere biologische Uhr verfügen. Die hilft ihnen, den Tagesrhythmus vorherzusehen und sich an ihn anzupassen. Den drei amerikanischen Wissenschaftlern gelang es nun, die verborgenen Mechanismen der inneren Uhr zu entschlüsseln. Ihre Entdeckungen erklären, wie Pflanzen, Tiere und Menschen ihre biologischen Rhythmen so anpassen, dass sie mit der Erdrotation übereinstimmen. Als Modellorganismen wurden Fruchtfliegen verwendet, aus denen die Gene isoliert werden konnten, die den normalen Tag- und Nacht-Rhythmus steuern. Dieses Gen entschlüsselt ein Protein, dessen Konzentration im Lauf der Nacht in den Zellen steigt und im Lauf des Tages aufgebraucht wird. In der Folge identifizierten sie weitere Eiweißbausteine dieser Maschinerie, die das sich selbst versorgende Uhrwerk in der Zelle unterstützten.

Mit unglaublicher Präzision passt unsere innere Uhr unsere Körperfunktionen den sich dramatisch voneinander unterscheidenden Tagesphasen an. So reguliert die Uhr so kritische Funktionen wie unser Verhalten. Hormonspiegel, Schlafmuster, Blutdruck, Körpertemperatur und Stoffwechsel. Unser Wohlbefinden wird davon beeinträchtigt, sobald es zu zeitlichen Nichtübereinstimmungen zwischen der Außenwelt und dieser inneren Uhr kommt. Das ist zum Beispiel der Fall, wenn wir verschiedene Zeitzonen durchqueren und unter Jetlag leiden, oder wenn wir Schichtarbeit leisten oder wenn wir elektronische Geräte benutzen, die den Schlaf ausschalten, – also Fernsehen, das Handy oder den Computer benutzen.

So haben Studien gezeigt, dass ständig gestörte Tag-und-Nacht-Rhythmen aufgrund von Schichtarbeit das Risiko für Krebs erhöhen. Man nimmt an, dass die Nachtarbeit die Ausschüttung des Schlafhormons Melatonin unterdrückt. Dieses säubert den Körper normalerweise von sogenannten Freien Radikalen, die gesunde Zellen zerstören können. Das schwächt das Immunsystem. 2014 fanden Wissenschaftler heraus, dass Schichtarbeit und Jetlag den Rhythmus Hunderter von Genen zerstörten, die normalerweise dafür da sind, den Körper zu erhalten, ihn zu reparieren und zu schützen.

Die meisten lebenden Organismen sehen die täglichen Veränderungen in der Umwelt voraus und passen sich an sie an. Im 18. Jahrhundert erforschte der Astronom Jean Jacques d'Ortous de Mairan Mimosen und entdeckte, dass sich die Blätter tagsüber zur Sonne hin öffneten und mit der Dämmerung schlossen. Er fragte sich, was passieren würde, wenn er die Pflanzen ständiger Dunkelheit aussetzen würde. Dabei fand er heraus, dass die Blätter trotzdem ihrem normalen Tagesrhythmus folgten. Pflanzen schienen also über ihre eigene innere Uhr zu verfügen. Andere Forscher fanden heraus, dass nicht nur Pflanzen, sondern auch Tiere und Menschen eine biologische Uhr haben, die ihre Körperfunktionen den Tagesveränderungen anpassen. Diese Anpassung nennt man zirkadianer Rhythmus, aus den lateinischen Wörtern »circa«, das »in etwa« bedeutet und »dies« – »Tag«. Nur, wie unsere zirkadiane innere Uhr arbeitet, das blieb noch ein Geheimnis.

ENTDECKUNG EINES UHR-GENS

In den 1970er Jahren fragten sich Seymour Benzer und sein Student Ronald Konopka, ob die Identifikation von Genen möglich wäre, die den zirkadianen Rhythmus in Fruchtfliegen kontrollieren. Sie konnten zeigen, dass gentechnische Veränderungen – Mutationen – die zirkadiane Uhr der Fliegen zerstörte. Das Gen nannten sie PERIOD. Aber wie konnte dieses Gen den zirkadianen Rhythmus beeinflussen? Die amerikanischen Nobelpreisträger von 2017 forschten auch mit Fruchtfliegen, um den Uhr-Mechanismus zu entschlüsseln. Jeffrey Hall und Michael Rosbash waren es, die entdeckten, dass PER, also das Protein, das von PERIOD entschlüsselt wird, in der Nacht zu- und tagsüber

Es gibt auch Hinweise darauf, dass chronische Fehleinstellungen der inneren Uhr aufgrund des Lebensstils, mit dem Risiko für verschiedene Krankheiten in Zusammenhang stehen.

abnahm. PER-Proteinspiegel schwanken im 24-Stunden-Zyklus synchron mit dem zirkadianen Rhythmus.

EIN SICH SELBST REGULIERENDER UHR-MECHANISMUS

Das nächste Ziel bestand darin zu verstehen, wie die zirkadianen Schwankungen entstehen und aufrechterhalten werden. Hall and Rosbash nahmen an, dass das PER-Protein die Aktivität des PERIOD-Gens blockierte. Das folgerten sie anhand einer blockierenden Rückkoppelungsschleife, in der das PER-Protein seine Aufspaltung verhindern und so sein eigenes Vorkommen in der Zelle in einem stetigen, zyklischen Rhythmus aufrechterhalten konnte. Das Modell war verlockend, aber ein paar Puzzleteile fehlten immer noch. Um die Aktivität des PERIOD-Gens zu blockieren, müsste das im Zellplasma hergestellte PER-Protein den Zellkern erreichen, in dem sich das genetische Material befindet. Hall und Rosbash hatten ja bereits gezeigt, dass sich das PER-Protein im Zellkern nachts aufbaut, nur wie gelangte es dorthin? 1994 hatte Michael Young ein zweites Uhr-Gen entdeckt, TIMELESS, welches das TIM-Protein entschlüsselte und für den normalen zirkadianen Rhythmus benötigt wurde. Er konnte zeigen, dass, wenn sich TIM an PER band, beide Proteine in den Zellkern eindringen konnten, wo sie zeitweise Genaktivitäten blockierten, um die Rückkoppelungsschleife zu schließen.

Das erklärte nun, wie die Schwankungen des Zelleiweißes zustande kamen. Trotzdem blieben Fragen offen. Was kontrollierte die Häufigkeit der Schwankungen? Michael Young identifizierte ein weiteres Gen, DOUBLETIME. Er entschlüsselte das DBT-Protein, das die Anhäufung von PER-Protein verhinderte. So gelang ein Blick darauf, wie sich eine Schwankung an den 24-Stunden-Zyklus anpassen konnte.

In den Folgejahren wurden weitere molekulare Bestandteile des Uhr-Mechanismus ans Licht gebracht, die seine Stabilität und Funktion erklärten. Zum Beispiel identifizierten die Nobelpreisträger von 2017 weitere Proteine, die zur Aktivierung des PERIOD-Gens notwendig waren, ebenso wie für den Mechanismus, durch den Licht die innere Uhr synchronisieren kann.

WIE WIR TICKEN

Die biologische Uhr ist auf vielfältige Art und Weise in unsere komplexe Physiologie verwickelt. Wir wissen nun, dass alle vielzelligen Organismen, einschließlich des Menschen, gleiche Mechanismen nutzen, um zirkadiane Rhythmen zu kontrollieren. Ein großer Teil unserer Gene wird außerdem

Für die innere Uhr ist das Tageslicht der wichtigste äußere Zeitgeber. Aber auch andere äußere Faktoren können den Tag-Nacht-Rhythmus beeinflussen, wie Stress, Hitze, Kälte, koffein- oder alkoholhaltige Getränke und wann wir essen und nicht essen.

durch die biologische Uhr reguliert und folglich passt sich ein ausgeglichener zirkadianer Rhythmus unseren Körperfunktionen in den verschiedenen Tagesphasen an. Seit den ertragreichen Entdeckungen der drei Nobelpreisträger hat sich aus der zirkadianen Biologie ein weites und höchst dynamisches Forschungsgebiet entwickelt, das enorme Auswirkungen auf unsere Gesundheit und unser Wohlbefinden hat.

WIE KURZZEITFASTEN DIE INNERE UHR VERJÜNGT

Mit dem Älterwerden kann es passieren, dass die innere Uhr nicht mehr so gut funktioniert. Eine Studie aus dem Jahr 2017 von der University of California hat nun nicht nur gezeigt, dass hungernde Mäuse deutlich länger leben. Die Forscher fanden heraus, dass das Fasten die innere Uhr frisch hält. Die innere Uhr bestimmt den Takt unseres Lebens, jede Sekunde. Sie sagt an, wann wir müde oder hungrig sind, wann wir fit sind und die besten Entscheidungen treffen können. Gesteuert wird der Taktgeber durch Licht und Dunkelheit – aber nicht nur. Auch der Rhythmus der Mahlzeiten scheint den inneren Taktgeber zu beeinflussen. Je mehr sich der Rhythmus verändert, desto schneller werden Alterungsprozesse vorangetrieben. Trotzdem geht der Rhythmus nie ganz verloren. Im Tierversuch hat sich gezeigt, dass der Stoffwechsel in den Stammzellen älterer Mäuse weiter im 24-Stunden-Takt läuft. Nur übernimmt die innere Uhr hier andere Funktionen als bei jüngeren Tieren und sorgt für die Herstellung anderer Proteine. Diese Umprogrammierung ist laut den an der Studie beteiligten Wissenschaftlern um Paolo Sassone-Corsi eine Reaktion auf Genschäden, die die natürlichen Reparaturmechanismen im Körper schwächen. Das ist der Grund dafür, dass die Körperzellen Energie aus Nahrung nicht so wirkungsvoll verarbeiten können wie bei jüngeren Menschen.

Der Prozess lässt sich allerdings aufhalten: Auch dies wurde an Mäusen getestet. So wurde eine Gruppe weiter normal ernährt, die andere fastete. Und siehe da, der zeitweise Nahrungsentzug zeigte Wirkung. Das ging aus Analysen von Stammzellen hervor, die eine Eigenschaft auszeichnet: Sie haben die Fähigkeit zu unbegrenztem Wachstum. Hier erfüllte die innere Uhr genau die gleichen Aufgaben wie die jüngerer Tiere. Das Gewebe der Vergleichsgruppe blieb jung und die Stammzellen bewahrten ihre ursprünglichen Funktionen. Damit lieferte die Studie eine weitere Erklärung dafür, warum das Fasten das Leben von Fliegen, Würmern und Affen verlängert. Eins zu eins lassen sich die Ergebnisse noch nicht auf den menschlichen Organismus übertragen, aber sie zeigen die Richtung an, wohin die Reise geht, wenn es um Gesunderhaltung bis ins hohe Alter geht.

TUN SIE ETWAS FÜR
Ihre Innere Uhr!

—

Unser Leben wird bestimmt von den Jahreszeiten, von Sonne und Mond, von Tag und Nacht. Ein Leben in Abstimmung mit den rhythmischen Prozessen der Natur kann wesentlich dazu beitragen, unsere Gesundheit zu erhalten.

1

Erkennen Sie Ihren Chronotyp! Bei jedem Menschen tickt die Innere biologische Uhr anders – jeder ist in seinem Rhythmus mit seiner Umwelt abgestimmt. Das nennt man Chronotypus (griechisch: chronos = Zeit). Man unterscheidet zwischen:

- **Frühaufstehern** *(Lerchen).* Sie stehen früh auf und sind topfit, werden abends aber auch früher müde. Ihnen kommt der frühe Schul- und Arbeitszeitbeginn entgegen, Nachtschichten hingegen verkraften sie schlecht.
- **Langschläfern** *(Eulen),* die dafür abends noch wach sind und sich dann noch gut konzentrieren können. Zu ihnen gehören unter anderem alle Teenager dieser Welt. Sie werden aber in dem oft vorgegebenen morgenbetonten Lebensrhythmus oft benachteiligt.
- **Normaltypen,** die irgendwo dazwischenliegen. Sie können sich meist in beide Richtungen recht gut anpassen.

2 Mehr Licht! In der ersten Tageshälfte sollten Sie sich eher hellem Licht aussetzen. Wenn Sie dies am Abend tun und lange vor dem biologisch stark wirksamen blauen Licht von Fernsehern, Smartphones oder Tablet-PCs sitzen, wird die Ausschüttung des Schlafhormons Melatonin unterdrückt und der Tag unnatürlich nach hinten verschoben.

3 Essen mit Pausen! Einfache Regeln helfen hier, unsere innere Uhr im Takt zu halten: Chronobiologisch sind höchstens drei Mahlzeiten am Tag empfehlenswert, die den Tag rhythmisieren. Mindestens fünf Stunden Pausen zwischen den Mahlzeiten halten den Insulinspiegel (siehe Seite 54 f. und 68 f.) im Lot und können ebenso wie längeres intermittierendes Fasten (zum Beispiel 16 Stunden Pause zwischen zwei Mahlzeiten oder 36 Stunden) die innere Uhr synchronisieren.

4 Entlasten Sie sich! Gehen Sie gut und achtsam mit sich um und vermeiden Sie Einflüsse, die Ihre innere Uhr aus dem Tag geraten lassen: Achten Sie darauf, wann Sie sich Tageslicht oder biologisch wirksamen Lichtquellen aussetzen. Machen Sie Ihren Sport vor 19 Uhr abends, danach sinkt die Körpertemperatur und der Körper geht in den Ruhe- und Regenerationsmodus. Essen Sie abends möglichst wenig Zuckerreiches und lassen Sie Kohlenhydrate als Sättigungsbeilage links liegen. Je regelmäßiger Sie Ihren Alltag strukturieren, desto besser für Ihre innere Uhr.

NOBELPREIS 20?? –

Francesco Madeo & Slaven Stekovic: Spermidin

*Ich bin kein Hellseher und besitze auch keine Glaskugel, um sicher zu
prognostizieren, wer in diesem oder im nächsten Jahr den Nobelpreis
für Medizin und Physiologie erhalten wird. Allerdings eine Empfehlung
hätte ich tatsächlich: Franceso Madeo und Slaven Stekovic von der
Karl-Franzens-Universität in Graz sollten die Medaille für ihre Verdienste
um die Erforschung der Substanz Spermidin bekommen.*

Spermidin ist wahrscheinlich eine der wichtigsten Entdeckungen der letzten
Jahre hinsichtlich der Vorbeugung altersbedingter, schwer behandelbarer Erkrankungen. Es wirkt im Zellstoffwechsel wie ein Jungbrunnen und ergänzt
damit perfekt die nobelpreisgekrönten Mechanismen der Autophagie und der
Rhythmen unserer inneren Uhr.

Zusammen mit seinen Professoren Frank Madeo und Tobias Eisenberg ist der
Molekularbiologe Slaven Stekovic im Rahmen seiner Forschungsarbeiten einer Substanz auf die Spur gekommen, die uns jung und gesund halten kann:
Spermidin. Der Wunderstoff kommt in unterschiedlicher Konzentration in
allen Körperzellen vor. Entdeckt wurde er bereits in den 1970er Jahren im
männlichen Sperma, woher auch sein etwas ungewöhnlicher Name stammt.
Seine wichtigste Aufgabe ist die Selbstreinigung der Zellen. Im Rahmen der
Autophagie wird molekularer Zellschrott in den Zellen abgebaut, wie wir wissen. Durch die regelmäßige Müllbeseitigung bleiben sie frisch und jung. Anschieben kann man den Prozess durch Fastenpausen, – und durch Spermidin.

MOLEKULARER STEIN DER WEISEN

Spermidin ist ein Polyamin. Dabei handelt es sich um kleine organische Verbindungen, die an grundlegenden Zellfunktionen wie der Zellteilung und dem Zellwachstum beteiligt sind. Polyamine spielen also eine überaus wichtige Rolle im Stoffwechsel und werden überall dort benötigt, wo sich Gewebe entwickelt, wächst oder regeneriert.

Heute weiß man, dass Spermidin in Haut, Herz, Gehirn, Nieren und vielen anderen Organen vorkommt – sogar in Pflanzen und in Hefepilzen (Bierhefe, sei Dank!). Durch eine Beschleunigung des Stoffwechsels – etwa beim Sport – erhöht sich die Menge an Spermidin im menschlichen Körper. Ebenso bei einer Schwangerschaft, im Wachstum sowie bei der Reparatur von Muskelzellen nach starker körperlicher Belastung, wie bei einem Muskel-Workout. Gleiches geschieht bei der Regeneration von Blutkörperchen nach einem Blutverlust oder durch eine Blutarmut, sowie nach längeren Aufenthalten in höheren Regionen.

Kommt es hingegen zu einer Verlangsamung des Stoffwechsels, beispielsweise, weil wir den ganzen Tag nur vor dem Computer in der Arbeit sitzen und abends zur Erholung auf der Couch Platz nehmen, sinken die Werte. Außerdem nimmt die Konzentration an körpereigenem Spermidin im Lauf des natürlichen Alterungsprozesses ab. Gleichzeitig nimmt die Anhäufung von verklumpten Proteinen – vor allem im Gehirn – zu, was vermutlich die Entstehung einer Alzheimer-Demenz fördert. Bei bestimmten Krankheiten wie etwa Krebs ist die Ausscheidungsrate von Polyaminen besonders hoch, der Körper erholt sich so weniger leicht von den Folgen der Krebstherapie.

Polyamine sind gewissermaßen so etwas wie der magische Stein der Weisen der mittelalterlichen Alchimisten, der kranke Körper heilen und unsterblich machen sollte.

LICHT AM ENDE DES TUNNELS

Der Forschungsarbeit von Madeo, Eisenberg und Stekovic ist es nun zu verdanken, dass im Jahr 2009 der Nachweis erbracht wurde, dass Spermidin die Zellalterung verlangsamt. Allerdings blieb die Frage offen, wie es mit dem generellen Alterungsprozess aussieht. Auch hier konnten die Forscher Positives vermelden: egal ob man sein ganzes Leben lang Spermidin (beispielsweise in Form von pflanzlicher Nahrung oder auch in Sperma) zu sich genommen hat oder ob man erst später im Leben damit beginnt, verlängert diese Substanz die Lebensspanne. Überzeugend waren die Effekte dieser Substanz auf den Herzmuskel bei älteren Mäusen. Das Forschungsteam von der Medizinischen Unversität in Graz konnte zeigen, dass Spermidin das Wachstum des Herzmuskels im Alter verlangsamen kann. Der Herzmuskel verdickt sich mit zunehmenden Lebensjahren, was zu einer sogenannten Hypertrophie (zu einer starken Muskeldicke) führen kann. Sind die Muskeln in den Herzwänden zu dick, kann das Herz nicht mehr so effizient arbeiten. Man stelle sich den Bizeps eines extremen Bodybuilders vor – er schafft es nicht mehr, seine Schulter zu berühren, weil die zu dicke Oberarm-Muskulatur eine mechanische Hürde bei dieser Bewegung darstellt. So ähnlich sieht es auch bei einem älteren Herzmuskel aus. Was Spermidin in diesen Versuchen erreicht hat, ist die Abnahme der Herzmuskelmasse und somit eine bessere Herzleistung.

Des Weiteren konnten die Forscher beobachten, dass sich in den Zellen mehr und vor allem gesündere Mitochondrien durch eine erhöhte Spermidinzufuhr gebildet hatten. Hierbei handelt es sich um die Haupt-Energiequelle in unseren Zellen. Sie werden oft als zelluläre Kraftwerke beschrieben. Viele Wissenschaftler beschreiben die Abnahme der mitochondriellen Funktion und Anzahl in der Zelle als eines der wichtigsten Ereignisse während des Alterungsprozesses. Eine Spermidin-Behandlung konnte sowohl die Anzahl als auch die Effizienz der Zellkraftwerke im Alter erhöhen und auch bei alten Tieren auf ein jugendliches Niveau bringen. Das könnte teilweise die Verbesserung der Herzgesundheit erklären.

Zu viel Spermidin kann zu chronischen Entzündungen der Leber, Gelenke, des Darms oder der Haut führen. Wie viel davon demnach gut für den Menschen ist, muss erst noch geklärt werden.

SPERMIDIN TREIBT DIE AUTOPHAGIE AN

All diese Effekte scheinen durch Autophagie getrieben zu werden. Somit bestätigt sich die Rolle dieses Prozesses in der Herzgesundheit im Alter. Interessanterweise, wenn man die Autophagie durch einen bestimmten chemischen Prozess unterbricht, den sogenannten Atg5 (Autophagy related)-Knockout, kann Spermidin im Herz keine Verbesserung bewirken. Dieses Ergebnis beweist, dass einer von den wichtigsten Effekten von Spermidin im Herzmuskel auf der Autophagie beruht. Neben der Einschaltung des allgemeinen zellulären Reinigungsprozesses in der Zelle, gelingt Spermidin noch viel mehr. Es ist in der Lage, eine Mitochondrien-spezifische Autophagie einzuschalten – die sogenannte Mitophagie. Bei diesem Prozess werden statt defekter Moleküle, kaputte Mitochondrien entfernt. Das bedeutet, dass Spermidin nicht nur den Alterungsprozess verlangsamen kann, sondern ihm auch entgegenwirkt.

IST SPERMIDIN ALLTAGSTAUGLICH?

Diese Frage muss uneingeschränkt mit Ja beantwortet werden. Biowissenschaftler in Graz fütterten Fruchtfliegen, Hefen und Würmer mit Spermidin und fanden Bemerkenswertes heraus. So zeigte sich, dass diese Substanz die

Stressresistenz von weiblichen Fliegen erhöht. Bei Hefen und Würmern hingegen kam es zu einer erhöhten Fruchtbarkeit. Hefezellen, die im Versuch in einem spermidinreichen Medium kultiviert wurden, lebten vier Mal länger, menschliche Immunzellen hingegen drei Mal länger. Die Fruchtfliegen und Würmer, die dagegen eine spermidinreiche Kost erhielten, hatten eine um 30 Prozent verlängerte Lebenszeit als zuvor. Gleiches gilt für Mäuse. Auch die Nagetiere zeigten weniger Alterserscheinungen und lebten signifikant länger, wenn sie Spermidin über das Trinkwasser aufnahmen.

Auch als Hoffnungsträger für den Erhalt der geistigen Gesundheit im Alter wird Spermidin hoch gehandelt. Denn mit seiner Hilfe wird Zellmüll, wie Tau-Protein oder Amyloid-Beta, besser entsorgt. Beide Stoffe begünstigen Demenz. So sorgt Amyloid-Beta dafür, dass dieses zwischen den Nervenzellen verklumpt, während sich das Tau-Protein in den Zellen direkt ansammelt. So können Informationen nur noch schlecht von Nervenzelle zu Nervenzelle weitergeleitet werden. Werden hingegen die Autophagie-Prozesse angeregt, verhindert das Spermidin, dass es zum Verklumpen kommt.

AUF DIE DOSIS KOMMT ES AN

Hinzu kommt, dass Spermidin ein sogenanntes Kalorienreduktions-Mimetikum ist. Diese bildet der menschliche Körper beim Abnehmen. Allerdings ist es ebenso möglich, dieses über die Nahrung aufzunehmen. So wird dem Körper eine Fastenzeit vorgetäuscht. Dieser Trick soll das Altern verlangsamen. Substanzen mit ähnlichem Effekt findet man ebenso in Grapefruit, grünem Tee, Weizenkeimen, Erbsen, Birnen, gereiftem Käse, Pilze und Soja(-produkten). Auch in traditionell asiatischen Heilpflanzen, wie Durian oder Madelpilz, findet sich diese wertvolle Substanz ebenfalls. Ein großer Pluspunkt bei dem Polyamin ist seine enorme Stabilität. Es kommt in allen Organen unverändert an und wird nicht von der Magensäure zerlegt.

Selbstverständlich lässt sich Spermidin auch durch die Körperflüssigkeit, deren Namensgeber sie war, aufnehmen – und zwar in weiblicher wie männlicher Form. Wenn Sie nun aber aktuell Single mit wenig Interesse an Sex sind oder in einer Partnerschaft leben, die zwar durchweg erfreulich verläuft, in der Sie entweder beide oder nur einer von Ihnen wenig erpicht sind auf den besonderen Cuvée von weiblichem oder männlichen Ejakulat, dann gibt es die einfache Alternative der Spermidinaufnahme durch Essen und Trinken. Wenn Sie glauben, dass Sie durch Kraftsport oder eine Grapefruit-Weizenkeim-Diät im Anti-Aging-Nirwana landen, dann irren Sie sich. Auch diese körpereigene Substanz kann schnell zu hoch dosiert werden, sodass es zu negativen Effekten kommen kann.

20 ZELLVERJÜNGENDE
LEBENSMITTEL *auf einen Blick*

Genießen Sie den Fasten-Effekt, ohne zu hungern: Lebensmittel, die reichlich Spermidin enthalten, beschleunigen die Zellerneuerung und kurbeln die Regeneration unseres Körpers an.

Apfel
(→ *Rezept auf Seite 123*)

Avocado
(→ *Rezept auf Seite 147*)

Blauschimmelkäse
(→ *Rezept auf Seite 83*)

Brokkoli
(→ *Rezept auf Seite 107*)

Champignons
(→ *Rezept auf Seite 115*)

Cheddar-Käse

Durian-Frucht

Grapefruit
(→ *Rezept auf Seite 91*)

Grüner Tee

Hefeextrakt

Kichererbsen
(→ *Rezept auf Seite 123*)

Kräuterseitlinge

Mango
(→ *Rezept auf Seite 139*)

Pinienkerne
(→ *Rezept auf Seite 99*)

Rotwein

Sauerkraut

Sojabohnen
(→ *Rezept auf Seite 131*)

Walnuss

Weintrauben

Weizenkeime
(→ *Rezept auf Seite 99*)

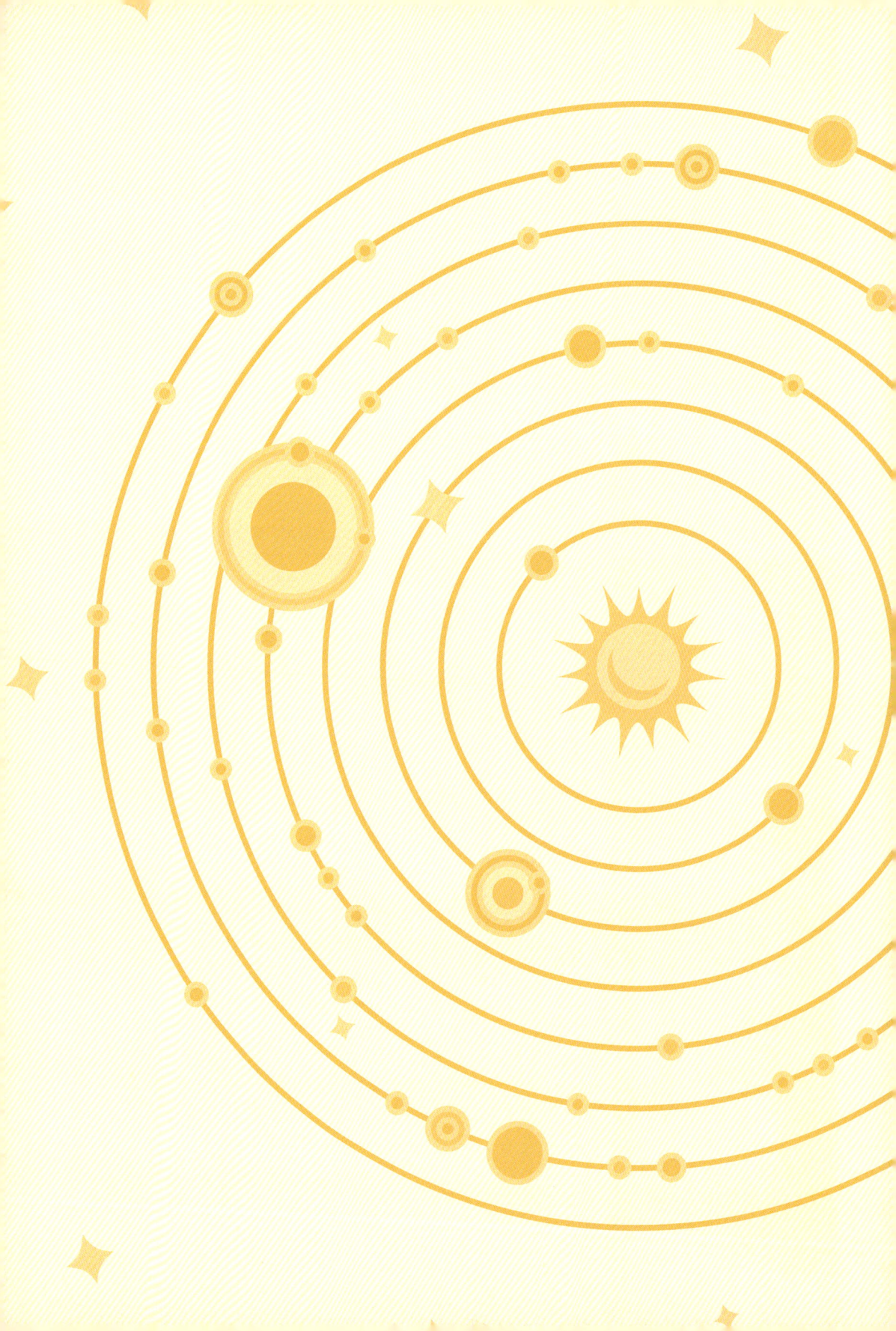

WARUM WIR DICK WERDEN

———

Wir sind überarbeitet, essen schlecht, trinken zu wenig oder zu viel und bewegen uns viel zu wenig. Die Gründe, warum Übergewicht das allgmeine Gesundheitsrisiko massiv erhöht, liegen auf der Hand. Zudem wechseln Ernährungs- und Diättrends im Monatstakt. Wer soll sich da noch auskennen?

ESSEN, ESSEN, ESSEN!

Abgespeckt haben in den letzten 50 Jahren nur unsere Schaufensterpuppen. Die Menschen in den westlichen Industrieländern – und mittlerweile zunehmend auch in Schwellenländern, wie Mexiko oder China – waren noch nie so dick wie heute, Tendenz steigend. Und das trotz unzähliger, immer wieder neuer, garantiert erfolgsversprechender Diäten und Schlankmacher. Oder vielleicht gar nicht »trotz«, sondern viel eher »wegen«? Auch die neuesten Statistiken der Weltgesundheitsorganisation (WHO) belegen den Trend zu mehr Gewicht. Seit 1975 ist die Bevölkerung auf der ganzen Welt zwar gesünder, dafür doppelt so dick geworden. Erstmals gibt es mehr Fettleibige als Untergewichtige. Die einzigen, die weiterhungern, sind die Ärmsten der Armen. Mit der Gesundheit dürfte es sich dann bald auch haben, da viele Menschen so dick werden, dass sie davon (schwer) krank werden. Der Harvard-Professor Majid Ezzati von der School of Public Health in London analysiert mit seinem Team seit Jahren die Gewichtsschwankungen der Bevölkerung aus 186 Ländern. In der medizinischen Fachzeitschrift *The Lancet* stellte er fest, dass der Menschheit »ohne eine kluge Ernährungspolitik und verbesserte Gesundheitsvorsorge« eine heftige Fettleibigkeitsepidemie bevorsteht.

PAUSENLOS DURCH DEN TAG

Überraschung! Dass so viele Menschen dick und dicker werden hat etwas mit viel Essen und Trinken – am besten gesüßte Getränke in Kombination mit möglichst zuckerreichen und fettigen Mahlzeiten – zu tun. Ich traue mich fast zu wetten, dass sich auf der Liste der Lieblingsspeisen von jedem von uns sehr viele finden lassen, die zu den Top-Dickmach-Kandidaten zählen. Außerdem bin ich mir ziemlich sicher, dass gern auch mal öfter als dreimal täglich etwas gegessen wird. Warum auch nicht, ich bekomme ja an jeder Ecke etwas. Und: Wer kann nach einem, langen Tag schon einem Wiener Schnitzel mit einer großen Portion Kartoffelsalat, einer Party-Pizza mit extra viel Käse oder einem Schächtelchen Knusperschoki widerstehen. Auf Dauer verschlankt das pausenlose Essen natürlich eher nicht. Ist dann die Lösung: mehr Bewegung? Viele Menschen laufen mit der Überzeugung durchs Leben, dass sie abnehmen und schlank bleiben, wenn Sie weniger essen und sich gleichzeitig viel bewegen. Das kann man prinzipiell bejahen, nur ist vielen der richtige Zusammenhang zwischen den beiden Variablen Essen und Bewegung nicht klar. Entscheidend ist nicht nur wie viel, sondern auch, was man isst, und auch wann und wie man sich bewegt. Denn nicht jeder joggt jeden zweiten Tag sieben Kilometer und macht an den Tagen dazwischen ein schönes Muskel-Workout von 45 Minuten.

WAS KALORIENSPAREN BRINGT?

Um die Antwort gleich vorweg zu nehmen: Nichts. Grundsätzlich geht die Rechnung aus Essen und Bewegen natürlich auf, jedoch nur im Extrem: Wenn eine Gruppe von Personen sehr viel isst und sich kaum bewegt, und die andere Gruppe wenig isst und wie wahnsinnig Sport betreibt, macht das natürlich einen großen Unterschied.

Hierzu eine Untersuchung, die mein Freund, der im Jahr 2009 verstorbene Ernährungspsychologe Volker Pudel, gerne zitierte. Wenn eine Gruppe von Menschen über einen Zeitraum von zwei bis sechs Monaten 300 Kalorien pro Tag mehr als sonst zu sich nimmt, ändert sich bei manchen Teilnehmern gar nichts. Ein paar andere nehmen hingegen viel zu, und wieder ein paar andere nur ein wenig. Das bedeutet, dass es für den Einzelnen egal ist, ob er jeden Tag eine Mahlzeit mehr oder weniger isst. Nimmt eine Gruppe über denselben Zeitraum 300 Kalorien pro Tag weniger zu sich, ändert sich bei ein paar Teilnehmern gar nichts, einige nehmen viel ab und andere wenig. Die Rechnung vom Kaloriensparen und Abnehmen geht so nicht auf.

Einfach zulegen mit der GERACH-Diät

Ein Grund für die stetige Gewichtszunahme breiter Gesellschaftsschichten ist die sogenannte GERACH-Diät (Germany-Austria-Confoederatio-Helvetica-Intensiv-Diät). Sie eignet sich hervorragend, um bereits im Kindesalter zuzunehmen. Bei dieser Art der Ernährung sollte Fett (am besten tierisches!) mindestens 30 Prozent der täglich zugeführten Gesamtkalorien ausmachen, Eiweiß höchstens 20 Prozent und Kohlenhydrate 50 Prozent.

Vertrauen Sie mir, damit sind Sie in Sachen Gewichtszunahme auf der sicheren Seite! Denn der Hauptvorteil des GERACH-Ernährungsschlüssels ist: Sie werden nie richtig satt!

WILLKOMMEN BEI DEN FETTSPEICHERN!

Um zu leben, brauchen wir Energie. Was durch die Nahrung zugeführt wird, benötigt jeder von uns für den Grundumsatz, also für die Erhaltung der Grundfunktionen des Körpers (Herzschlag, Atmung, Verdauung, Stoffwechsel und so weiter), die Wärmebildung – die Thermogenese verbraucht etwa ein Sechstel der Gesamtenergie, um uns schön warm zu halten – und körperliche Aktivitäten. Aber auch wenn wir scheinbar gar nichts tun, läuft unser Organismus auf Hochtouren. Es wird permanent um- und aufgebaut, Nährstoffe werden in Bausteine für Zellstrukturen zerlegt und für die Energiegewinnung im Zellstoffwechsel bereitgestellt. Ein wichtiger Motor sind dabei Hormone und Botenstoffe, vor allem das Insulin.

SCHLÜSSELROLLE

Insulin ist lebenswichtig. Wenn wir pausenlos essen, drehen wir ihm den Hahn zu und hungern unsere Zellen aus.

Um das besser zu verstehen, noch einmal ein kleiner Blick in die wunderbare Welt der Molekularbiologie (ja, Sie dürfen weiterblättern!). Unseren Blutzuckerspiegel regulieren zwei Hormone, die in unterschiedlichen Zellen in der Bauchspeicheldrüse hergestellt werden: Glukagon und Insulin. Letzteres kennen wir als Schlüssel-, aber auch als Dickmacherhormon. Es senkt den angestiegenen Zuckerspiegel im Blut nach einer Mahlzeit, indem es die im Blut anflutenden Nährstoffe Zucker (aus Kohlenhydraten), Eiweiß und Fette in die Muskelzellen leitet. Dazu befinden sich auf allen Körperzellen – neben den Muskel- auch an Fett- und Leberzellen – Aufnahmestellen an ihrer Außenhaut, sogenannte Rezeptoren.

Hier dockt das Insulin an und löst eine Signalkette aus: Es veranlasst im Zellkern die Aussendung von Transportern, die durch den jetzt offenen Schacht Glukose aus Zucker und Stärke, Eiweißbausteine (Aminosäuren) und Fettsäuren aus Triglyzeriden aufnehmen (das ist der wissenschaftliche Begriff für Blutfette, die Sie vielleicht noch von Ihrem letzten Blutbild kennen). Von dort aus wandern sie in die Zellkraftwerke (Mitochondrien) und werden hier für die Energiegewinnung für alle körperlichen und geistigen Tätigkeiten verwendet oder als Bausteine für neue Zellstrukturen eingesetzt.

SPARE BEIZEITEN, DANN HAST DU IN DER NOT

Eine weitere Aufgabe des Insulin ist die Speicherauffüllung im Körper für Notzeiten. Schließlich war der Mensch lange Zeit daran gewöhnt, den ganzen Tag nach Nahrung zu suchen und in mageren Zeiten auch mal ohne auszukommen. Das konnte er dank seiner schier unbegrenzten Speicherfähigkeit und dem dank Insulin erfolgten Zuckeraufbau in der Leber und den Muskelzellen. Hier landen alle Reserven, die nicht durch Bewegung verbraucht werden. Glukagon setzt diese Zuckerreserven dann bei Bedarf wieder frei, sofern nicht allzu schnell durch eine kleine Wurstsemmel oder einen Frucht-Smoothie wieder für Zuckernachschub gesorgt wird. Funktioniert das Zusammenspiel von Insulin und Glukagon, so ist man immer ausreichend mit Energie aus dem Blutzucker versorgt. Das ist beispielsweise der Fall, wenn Sie nach jeder Mahlzeit mindestens fünf Stunden Essenpause einhalten, damit Ihr Insulinspiegel schön abflacht. Noch besser geht es der Bauchspeicheldrüse allerdings, wenn Sie über mehrere Stunden hinweg entlastet wird, beispielsweise durch regelmäßige Intervallfastenphasen.

UND WIE MACHT INSULIN JETZT DICK?

Ohne das lebenswichtige Hormon Insulin würden die Nährstoffe immer weiter im Blut kursieren und der Zucker darin würde auf Dauer die Blutgefäße zerstören. Das kommt allerdings tatsächlich vor, wenn man sich jahrelang pausenlos an allen Buffets der Welt bedient, sprich: isst, isst und isst. Experten sprechen in diesen Fällen von einer Hyperglykämie, einem zu hohen Blutzuckerwert.

Wie kommt es dazu? Hohe Zuckermengen im Blut geben der Bauchspeicheldrüse immer das Signal, sofort mehr Insulin zu produzieren. Der Zucker muss schließlich untergebracht werden. Aber: Höhere Insulinspiegel sind auf Dauer eine höchst riskante Geschichte, da sie den Zellstoffwechsel behindern. Durch den Überschuss an dem Schlüsselhormon (Hyperinsulinämie) werden die Insulinrezeptoren an den Zellmembranen unempfindlich für ihren Schlüssel und ziehen sich zurück. Die Signalkette ist gestört und die Zelle schließt die Transportschächte, um sich zu schützen. Eine Insulinresistenz entsteht. In den Mitochondrien läuft der Energiestoffwechsel schließlich auf Sparflamme, während die beim Essen, Trinken und Snacken aufgenommenen Nährstoffe im Blut kursieren und mithilfe von Insulin in die Muskel-, Leber- und dehnbaren Fettzellen verfrachtet werden. Das heißt auf der einen Seite, dass in der Zelle Energiemangel herrscht, was Alterungsprozesse vorantreibt. Und auf der anderen Seite sind die Voraussetzungen für eine Gewichtszunahme geschaffen: durch das Insulinhoch ist immer die Fettverbrennung blockiert. Und noch einmal: Die einzig hilfreiche Lösung, von allen Ernährungsmedizinen der Welt unterschrieben und durch zwei Nobelpreise bislang bestens abgesichert, besteht in Essenspausen.

Ein aufgrund einer Insulinresistenz zustande gekommener Energiemangel in den Zellen setzt sich zu einem allgemeinen Energiemangel im ganzen Körper durch. Erschöpfung, Müdigkeit, Konzentrationsschwäche und schließlich der Burn-out sind die Konsequenzen.

SITZEN IST DAS NEUE RAUCHEN

Bewegung ist ein schwieriges Kapitel im Auf- und Abspeckgewerbe. Viele Menschen arbeiten jeden Tag im Sitzen, sie nehmen morgens auf einem Bürostuhl Platz, verlassen ihn, um sich mittags in der Kantine zum Essen hinzusetzen, um dann wieder auf den Bürostuhl zu wechseln und dann nach Feierabend im Bus, in der U-Bahn oder im Auto Platz zu nehmen. Zu Hause beim Essen, Fernsehen oder Surfen im Internet sitzt oder liegt man dann ganz gemütlich. Wissenschaftler und Arbeitsmediziner wissen heute, dass Sitzen als Dauerzustand eine der schlechtesten Haltungen für den menschlichen Körper ist. Warum ist das so?

- Bei einer falschen, oft bequemen Sitzhaltung erschlafft die Muskulatur im Bauch. So kann sich der Rücken in aller Ruhe zum Rundrücken verformen.
- Hält die Rundrückenbildung an, kommt es zu einer ungleichmäßigen Belastung der Bandscheiben. Die wiederum können nur noch schlecht versorgt werden, weshalb es zu schnelleren Abnutzungserscheinungen kommt.
- Herrscht dann noch Stress und ist der Arbeitsplatz schlecht beleuchtet, verspannen sich Nacken, Schultern und Rücken noch mehr und es kommt auch noch zu Folgebeschwerden wie Kopfschmerzen.
- Auch nicht schön: Die inneren Organe werden durch das ständige Sitzen regelrecht eingeklemmt, vor allem die Atmungs- und Verdauungsorgane.
- Weil die Muskulatur durch den Bewegungsmangel nicht so gut durchblutet wird, kommt es zu Muskelverhärtungen und Muskelverspannungen.
- Nicht zuletzt: Ein Defizit an Bewegung führt nach und nach zum Verkümmern der Muskeln, denn wenn man sie nicht verwendet, verliert man sie.
- Und noch ein Punkt: Das Herz-Kreislauf-System wird durch die Dauerträgheit nicht ausreichend trainiert.

»Sitzen 24/7 ist, gemütlich hin, gemütlich her, zum neuen Top-Risikofaktor avanciert.«

DIE SITZKRANKHEIT

Laut dem Wissenschaftlichen Instituts der AOK (WIdO) stehen Krankheiten des Muskel-Skelett-Systems an der Spitze der Arbeitsunfähigkeitsstatistik.

Rund 23 Prozent aller krankheitsbedingter Arbeitsunfähigkeitstage lassen sich darauf zurückführen. Wie ernst zu nehmen die ganze Herumhockerei ist, sieht man auch daran, dass sie mittlerweile einen eigenen Namen bekommen hat: Sitting Disease, die Sitzkrankheit. Die macht nämlich noch viel mehr als den Rücken verformen und Kopfschmerzen, sie kann mit relativer Sicherheit das Leben verkürzen. Britische Forscher haben über 300 000 Teilnehmer der europaweit durchgeführten EPIC-Studie in einem Zeitrahmen von mehr als zwölf Jahren nach ihren körperlichen Aktivitäten befragt und kamen zu folgendem Ergebnis: Inaktivität ist für mehr als doppelt so viele Todesfälle verantwortlich wie starkes Übergewicht. Andere groß angelegte Studien zeigten: Sechs Stunden Sitzen pro Tag erhöhen das Risiko um bis zu 40 Prozent, binnen der nächsten 15 Jahre zu versterben – verglichen mit Menschen, die höchstens drei Stunden am Tag ohne viel Bewegung verbringen. Die Entstehung von Herz-Kreislauf-Erkrankungen und verschiedene Tumorleiden werden durch das Vielsitzen begünstigt. Das Risiko für Typ-2-Diabetes erhöht sich sogar um 91 Prozent, wie eine kanadische Studie ergab.

BEWEGT EUCH!

Unser Körper ist einfach nicht gemacht für Bewegungslosigkeit. Wenn wir mehrere Stunden vor uns hinsitzen, läuft der gesamte Zellstoffwechsel auf Sparflamme, die Zellen werden weniger mit Sauerstoff und Nährstoffen versorgt. Darunter leiden alle: die Organe kommen ins Stottern, Gewebe verhärten sich, Muskeln werden abgebaut. Das Ende vom Lied: Es wird weniger Energie verbrannt. Der Körper verbraucht nur noch eine einzige Kalorie in der Minute, das ist fast so wenig wie im Schlaf.

Dabei ist es gar nicht so schwierig, sich aus diesem Teufelskreis zu befreien. Schon ein 20-minütiger Spaziergang oder eine Runde auf dem Fahrrad am Tag verlängert zum Beispiel deutlich die Lebenserwartung, so die EPIC-Studie. Auch Stehen ist besser als Dauersitzen. Wer steht, verbrennt doppelt so viel Fett wie im Sitzen, weil die Muskulatur mehr tun muss. Für den Stoffwechsel sind viele kleine Alltagsbewegungen optimal, um den Stoffwechsel am Laufen zu halten. Wenn Sie dann zusätzlich noch Sport treiben wollen, ist das schön. So geben Sie Ihrem Körper Trainingsreize, aber viel wichtiger ist es, das Dauersitzen zu unterbrechen und sich zwischendurch zu bewegen. Es gab dazu eine Studie in Sardinien, in einer Region, in der die Leute besonders alt wurden. Das Ergebnis zeigte, dass jene Menschen am ältesten wurden, die den größten Höhenunterschied von ihrem Haus zum Feld überwinden mussten.

Also bitteschön Treppensteigen, beim Telefonieren stehen oder herumlaufen und alle zehn Minuten aufstehen und sich bewegen!

SO EIN STRESS!

Im Top-Ranking eines gesundheitsgefährdenden Lebenswandels ist, ganz vorne mit dabei, die heimlich ablaufende Organisation eines möglichst frühen Herzinfarkts, dicht gefolgt von Blutdruck- sowie unterschiedlichstem Stoffwechselwahnsinn bis hin zu Typ-2-Diabetes und Krebs. Mehr zu diesen Szenarien erfahren Sie ab Seite 68, wenn es darum gehen wird, wie unser »moderner« Lebensstil dafür sorgt, dass wir aller Voraussicht nach einige, wenn nicht mehrere Lebensjahre mit Krankheiten verbringen werden, die dummerweise auch noch selbstverursacht sind.

Nicht zu vergessen in dem munteren Reigen aus Krankmachern, von denen das ständige Essen an erster und das Dauerhocken an zweiter Stelle steht, ist der Zustand »Overworked and underfucked« (zu deutsch: »überarbeitet und wenig lustvolles Leben«) – das Ganze gepaart mit beruflichem und/oder privatem Stress. Entstanden ist die Misere unter anderem aus steigenden Anforderungen im Berufsleben und chronischem Zeitmangel, was sich auch auf die Qualität von Partnerschaften auswirkt.

DAS STRESS-AUFSPECK-PARADOXON

Dabei erscheint es ja auf den ersten Blick paradox. Da rackert man sich ab in der Arbeit, haut sich die Freizeit auch noch mit Terminen voll – weil man will ja auch mal die Schwiegereltern und andere Menschen sehen und das Wochenpensum an Sport, das man nicht geschafft hat (wegen dem Stress) schlägt man auch noch obendrauf – und man wird trotz dieser Aktivitäten dick und dicker. Wahr ist: Je gestresster der Mensch, desto größer ist die reelle Chance für eine Gewichtszunahme. Insbesondere Frauen sind gefährdet, bei seelischen Belastungen mehr Pfunde anzusammeln, als ihnen guttut. Wissenschaftlich belegt wurde dies zuletzt durch Studienergebnisse, die unter Leitung der Gesundheitspsychologin Tene T. Lewis vom Rush University Medical Center in Chicago erhoben wurden. Über 2 000 Frauen zwischen 40 und 50 Jahren wurden hierzu nach negativen oder stressigen Lebenssituationen im Vorjahr

»Bei Stress steigt der Glukosebedarf des Gehirns auf 90 Prozent der Zuckerzufuhr aus der Nahrung.«

befragt. Die Themen reichten vom Jobverlust über finanzielle Probleme bis hin zu Trennung oder den Tod eines nahestehenden Menschen. Je mehr Stressoren bei den Teilnehmerinnen der Studie zusammenkamen, desto größer war auch ihre Gewichtszunahme im Verlauf von vier Jahren. Daran änderten auch Einflussfaktoren wie Diäten, Sport, Rauchen oder Alter nichts. Gerade Frauen im mittleren Lebensalter scheinen laut Lewis viel zu viel zu tun zu haben und der Druck führt bei manchen von ihnen dazu, dass sie aufspecken.

VÖLLIG LAHMGELEGT – DER WEG IN DEN BURN-OUT

Ein Leben unter Dauerstress kann einige Jahre sogar einigermaßen gut gehen. Zu den schädlichen Veränderungen kommt es eher schleichend. Zuerst stellen sich Schlafstörungen ein, da Cortisol ein exzellenter Wachhalter ist. Das Gehirn wird so der einzigen Möglichkeit beraubt, sich zu regenerieren. Das passiert nur bei niedrigen Cortisol-Spiegeln in der Nacht. So kommt es zu Unkonzentriertheit und Merkfähigkeitsstörungen. Auf Dauer entstehen im Körper Freie Radikale, die die Gehirnfunktionen, die Blutgefäße und das Energiesystem in den Zellen (die Mitochondrien) schwächen. In den Zellen selbst kommt es zu Veränderungen, die gefährliche Entzündungen auslösen und Abbauprozesse verstärken. Heute weiß man, dass anhaltender Stress die Chromosomenenden (Telomere) schädigt, was den Alterungsprozess beschleunigt. Menschen unter chronischem Stress werden auf diese Weise anfälliger für Herz-Kreislauf-Erkrankungen und solcher des Immunsystems.

Wie kommt es dazu? Wieder wird es jetzt ein wenig molekularbiologisch (wem es hier zu viel wird, der kann gerne weiterblättern): Bei chronischem Stress wird ein Kampf-oder-Flucht-Mechanismus im Körper ausgelöst, der schon unseren Vorfahren als physiologische Überlebensstrategie diente: Bei einer Bedrohung (durch eine Riesenschlange oder den Chef oder den Partner, die Kinder, der anstehende Elternabend und das Abendessen, das noch gerichtet werden muss) regt das Gehirn die Nebennierendrüsen dazu an, Cortisol auszuschütten. Das Stresshormon wiederum signalisiert den Fettzellen, schnell Energie für die Muskeln bereitzustellen. Wenn sich das Stressgefühl jetzt zum Beispiel durch Bewegung oder Entspannung entlädt (vor der Schlange weglaufen, auf einen Baum klettern, kämpfen, oder: das Büro verlassen und im Park zehn Minuten meditieren, ein Nickerchen machen, den Partner zum Elternabend schicken, Intervallfasten etc.), dann sinkt der Cortisolspiegel ab und alles ist wieder im Lot.

Eine Studie an der Charité in Berlin hat gezeigt, dass Stress nicht nur dick, sondern auch dumm macht. Er schwächt die Signalübertragung des Belohnungshormons Dopamin, was sich negativ auf die Intelligenz auswirkt.

JETZT WIRD'S DICK, MANN

Hält eine Stressbelastung jedoch über Wochen oder Monate an, bleiben auch die Stresshormon-Spiegel erhöht – mit der Folge, dass der Körper laufend seine Fettdepots auffüllt. Kommt dann noch die Kombination von essen, essen, essen plus Sitting Disease dazu, gerät das normal gut austarierte Stoffwechselgleichgewicht völlig aus dem Ruder.

Denn normalerweise sind die Muskeln ja dafür zuständig, die mit der Nahrung aufgenommene Energie oder das Speicherfett im Körper zu verbrauchen. Wenn wir jetzt die meiste Zeit am Tag sitzen, nehmen die Muskeln zu Beginn der Stressphase noch Zucker und Fette auf. Ihre Speicherkapazität ist jedoch eingeschränkt, da sie entweder noch gut gefüllt oder grundsätzlich nur wenig darauf getrimmt sind, Kalorien zu verbrauchen. Auf Dauer kommt es so durch das ständige Überangebot an Nährstoffen zur einer Überhitzung der Mitochondrien. Es entsteht jetzt auch noch auf Zellebene Stress. Freie Radikale zerstören die Zellen und es kommt zum Leistungsknick.

Um sich davor zu schützen, blockieren die Muskelzellen ihre Schlösser zur Nährstoffaufnahme, das Insulin greift jetzt nicht mehr, die Zellen sind insulinresistent geworden. Bei der nächsten Mahlzeit kommt es zu einem Zuckerrückstau im Blut und die Bauchspeicheldrüse versucht dem zu begegnen, indem sie immer mehr Insulin produziert, um wenigstens einen Teil der Zuckerladung in die Muskelzellen zu zwingen. Was dann nicht mehr hineinpasst, wird mit den Fettsäuren aus dem Essen im Fettgewebe gespeichert.

»Das Ganze kann man dann nennen: Aufspeckkur bei Dauerstress.«

BAUCHFETT, LASS NACH!

Dieser Mechanismus beeinflusst im Übrigen auch, wo sich das Fett ansammelt. Wie Wissenschaftler von der Universität in San Francisco herausfanden, schütten Menschen mit Bauch deutlich mehr Cortisol aus als schlanke. Und da das tiefe Bauchfettgewebe, das die inneren Organe umhüllt, bis zu viermal mehr Cortisol-Rezeptoren als oberflächliches Fett in anderen Körperregionen besitzt, wird hier besonders leicht Speck gespeichert. Das Problem: das Fettgewebe am Bauch dient keineswegs nur als Depot für überschüssige Kalorien, es ist selbst stoffwechsel- und hormonaktiv. Und je mehr Fettgewebe sich im Körper ansammelt, desto höher ist die Konzentration an krankmachenden Hormonen und Entzündungsstoffen (dazu gehören so klingende Namen wie Interleukine, Tumornekrosefaktor Alpha, Leptin, Östrogen, Gerinnungsfaktor PAI 1). Nebenbei nimmt ein lebenswichtiges Organ Schaden: Die im Blut herumschwimmenden Zucker und Fette sorgen für eine Leberverfettung mit

Aufnahmestau. Triglyzeride und Gesamtcholesterin erhöhen sich, das gefäß-schützende HDL-Cholesterin sinkt und die Adern verfetten. Durch den steigenden Insulinstress arbeitet die Leber unter Hochdruck. Und das führt im schlimmsten Fall zu einer Fettleberentzündung (und das, ohne einen Tropfen Alkohol getrunken zu haben).

DAS TUT JETZT GUT

Mit den Empfehlungen zum Intervallfasten und der erfolgreichen 10in2-Methode gönnen Sie Ihrem wachsenden Bauch eine Pause und bringen durch gezielte Essenspausen entgleiste Stoffwechselprozesse wieder ins Lot. Um Ihren Stress in den Griff zu bekommen, braucht es mitunter aber noch ein bisschen mehr. Probieren Sie es mal damit:

- *Gönnen sie sich Ruhe*: Finden Sie heraus, was Ihnen guttut, wenn Sie erschöpft oder gereizt sind. Hilft ein Spaziergang oder ein Treffen mit guten Freunden? Ein gutes Buch oder einfach nur Stille? Ruhe verringert Stress und das führt dazu, dass Ihr gesamter Körper wieder ausgeglichener funktionieren kann. So schläft es sich auch abends besser ein und die natürlichen Regenerationsprozesse können wieder greifen, die die Stresshormone regulieren.
- *Vermeiden Sie Lärm*: Erwiesenermaßen beeinflusst Verkehrslärm und Umweltverschmutzung unsere Lebenserwartung. Wohnen Sie also besser nicht an einer viel befahrenen Straße oder schließen Sie die Fenster. Auch wenn es dabei wahrscheinlich gar nicht um die Feinstaubbelastung geht, sondern vielmehr um den Lärm. Denn der erhöhte Lärmspiegel lässt messbar das Stresshormon Cortisol im Blut steigen. Das bedeutet Dauerstress.
- *Behandeln Sie sich gut*: Wer sich jeden Genuss verbietet, ist enttäuscht und frustriert, wenn er doch mal sündigt. Wenn Sie sich daran gewöhnen können, einen Tag auf Essen zu verzichten und am nächsten Tag zu genießen, worauf Sie Lust haben, dann gewinnen Sie in Nullkommanix einen enormen Zuwachs an Lebensqualität und müssen sich nichts verbieten.
- *Genießen Sie Ihr Sexleben*: Wenden wir uns einem weiteren meiner Lieblingsthemen zu, mit denen ich mich in meinen Seminarkabarett-Vorstellungen beschäftige: einem erfüllten Sexualleben. Dieses ist ja nicht nur ein wesentlicher Faktor für ein lustvolles Leben und damit die perfekte Burnout- und Stressprophylaxe. Es ist auch ungemein hilfreich zur Beziehungspflege und hebt – meistens jedenfalls und zum richtigen Zeitpunkt – außerordentlich die Stimmung.

Der Einfluss von Gebet und Meditation auf den Blutdruck und die Lebenserwartung gilt als belegt. Ein weiteres Indiz: Mönche leben fast so lange wie Frauen (außer den stressgeplagten mit Bauch). Interessant, oder?

RICHTIG MESSEN

—

Bei unklaren Krankheitsbildern und einem sichtbaren
Übergewicht am Bauch, ist es durchaus empfehlens-
wert, die Fettverteilung im Körper wissenschaftlich
objektivieren zu lassen. Aber welche
Methode ist die richtige?

1

BMI (deutsch: Körpermasse-Index) – er gibt das Verhältnis von
Körpergewicht (in kg) zur Körpergröße (in Quadratmetern) an
und gilt für Jugendliche ab 16 Jahren. Berechnet wird er folgen-
dermaßen: Körpergewicht geteilt durch Körpergröße in Metern
zum Quadrat. Bei einem 1,80 Meter großen Mann, der 87 Kilogramm wiegt,
multipliziert man zuerst die Körpergröße mit sich selbst: 1,80 x 1,80 = 3,24.
Dann teilt man das Gewicht durch diesen Wert: 87: 3,24 = 26,85. Ein opti-
maler BMI liegt zwischen 19 und 25 kg/qm. Frauen ab einem BMI von 25 kg/
qm sowie Männer ab einem BMI von 27 kg/qm gelten als übergewichtig. Ab
einem BMI von 30 kg/qm ist man fettleibig oder adipös.

2

Bauchumfang-Messung – Ich empfehle für die Bauchmessung das 10in2-Maßband, das gesundheitliche Risikofaktoren anhand bestimmter Markierungen genau ausweist.

Anhand dieser Messung lässt sich feststellen, dass …

… KEIN erhöhtes Herzinfarkt- und Stoffwechselstörungsrisiko besteht:

- für Männer unter 94 cm Bauchumfang
- für Frauen unter 80 cm Bauchumfang bzw. bei einem Taillen-Hüft-Verhältnis (WHR) zwischen 0,7 und 0,9 und darunter

… ein ERHÖHTES Risiko besteht:

- für Männer im Bereich zwischen 94 und 102 cm Bauchumfang
- für Frauen zwischen 80 und 88 cm Bauchumfang oder ab einem Taillen-Hüftverhältnis (WHR) von 0,9

… ein HOHES Risiko besteht für

- Männer ab 102 Zentimeter Bauchumfang
- Frauen ab 88 Zentimeter Taillenumfang

3

Dexa-Messung – Mit dem gleichen Gerät, das Knochendichteuntersuchungen möglich macht, lässt sich auch das Bauchfett abschätzen. Man nennt die Methode Dexa-Messung. Warum das wichtig ist? Die größte Bedrohung für Ihre Gesundheit ist nicht, dass Sie ein paar Pfunde zu viel auf den Rippen und/oder einen zu hohen BMI haben, sondern vielmehr, dass Ihre inneren Organe verfetten. Vor allem Herz, Leber und Bauchspeicheldrüse werden von Speicherfett umhüllt. Also ist es nicht Übergewicht allein, das die Entstehung von Herz-Kreislauf-Erkrankungen oder einen Typ 2-Diabetes antreibt. Entscheidend ist die Fettverteilung im Körper. Die Dexa-Messung hilft auch psychologisch beim Abnehmen, vor allem wenn man anfangs noch keine sichtbare Veränderung an sich bemerkt. Das erste Fett, das man bei der Nahrungseinschränkung oder -umstellung verliert, ist nämlich das Bauchfett.

GEH MAL BIER HOLEN ...

W er gelegentlich mit Bier, Wein oder Cocktails über die Stränge schlägt, bekommt am nächsten Tag nicht nur einen Kater, sondern legt auch zu. Das liegt an verschiedenen Faktoren, die alle weidlich bekannt sein dürften. Zum einen sind alkoholhaltige Getränke richtige Kalorienbomben, dann bremsen sie den Fettabbau und sie machen auch noch Lust auf mehr und zwar nicht nur in Form von Flüssigem, sondern auch in Form von fester Nahrung.

An sich ist Alkohol alleine schon sehr energiereich. So beträgt ein Gramm reines Ethanol 7,1 Kilokalorien. Nur pures Fett mit neun Kilokalorien pro Gramm kann dies noch toppen. Und normalerweise bekommt kein Mensch Hunger, wenn er etwas Kalorienreiches zu sich genommen hat, weil dann neben dem Zucker auch viel Insulin im Blut herumschwimmt.

DER DOPPEL-WHOPPER

Doch beim Alkohol ist das anders. Das liegt – Achtung, Molekularbiologie! – nicht nur an einem Verlust der Selbstkontrolle, zu dem es unter Wein- oder Cocktailgenuss durchaus kommen mag, sondern an den AgRP-Neuronen im Gehirn. Im Tierversuch hat man festgestellt, dass diese Nervenzellen, die normalerweise auf Nahrungsmangel mit einem Notsignal reagieren, bei Alkoholgenuss aktiviert werden und zwar ganz gleich, ob man schon gegessen oder einen hohen Blutzuckerspiegel hat. Ein Wissenschaftsteam unter Leitung von Denis Burdakov vom Londoner Francis Crick Institute veröffentlichte dazu eine Studie im Fachblatt *Nature Communications*. Bei Experimenten mit Labormäusen, denen Alkohol in Dosen verabreicht wurde, die einem feuchtfröhlichen Mäuse-Wochenende entsprechen würde, konnte ein eindeutiger Effekt nachgewiesen werden.

So oder so – der Heißhunger erfüllt in jedem Fall eine nützliche Funktion: Fettreiches Essen wie Pizza, Chips und Käse hemmen die Aufnahme von Alkohol und verzögern so die Wirkung. Trotzdem machen regelmäßig genossene alkoholische Getränke nicht nur abhängig, sondern ebenfalls dick und

Mit Partycocktails crashen Sie jede Kalorientabelle. Dem ganzen Wahnsinn müssen Sie sich aber nicht aussetzen. Es geht auch anders (siehe Kasten).

dicker. Hinzu kommt, dass nach einem durchzechten Abend die Lust auf Bewegung anderntags oft gegen Null geht, weil man sich nicht aufraffen kann.

DAS DIABETES-RISIKO STEIGT

Wer regelmäßig Alkohol trinkt, läuft jedoch nicht nur Gefahr, seinen Kleiderschrank wegen erweiterter Gardobenbedürfnisse zu vergrößern. Er erhöht auch das Risiko, an einem Typ-2-Diabetes zu erkranken. Das hat vor allem mit dem Anstieg des Blutzuckerspiegels nach dem Konsum von Bier, Cocktails & Alcopops zu tun.

Alkohol hat aber nicht nur viele Kalorien und macht Hunger auf mehr, er hemmt auch den Fettabbau. Denn solange die Leber mit dem Abbau von Alkohol beschäftigt ist, ist der Stoffwechsel für das Verbrennen von Fett blockiert. Hierzu ein kleines Rechenbeispiel:

Ein Glas Bier (0,3 Liter) hat ungefähr 130 Kalorien. Das entspricht etwa sechs Stück Vollmilchschokolade. Um diese Zufuhr wieder abzubauen, müssten Sie etwa 20 Minuten Fahrradfahren oder 45 Minuten spazieren gehen.

Für ein Glas Rotwein (0,1 Liter), mit seinen fast 70 Kalorien, könnten Sie beispielsweise 15 Minuten Staubsaugen. Eine Flasche Sekt (0,7 Liter) hat bereits 560 Kalorien, das sind zwei ganze Schokoriegel, dafür müssten Sie bereits neun Kilometer (eine volle Stunde) laufen!

Genießen Sie gelegentlich Alkohol …

… aber vermeiden Sie hohen Alkoholkonsum. Es gibt mittlerweile viele Studien, die zeigen, dass Rotweintrinker tatsächlich länger leben als Nichttrinker. Ebenso bemerkenswert: Rotweintrinker leben auch länger als Biertrinker, aber Biertrinker immer noch länger als Nichttrinker. Nur Schnapstrinker sterben früher als Nichttrinker. Das sagt zumindest die Statistik. Der Begriff »Französisches Paradox« wurde 1992 von Dr. Serge Renaud von der Universität Bordeaux geprägt. Demnach stellte sich das Rotweintrinken trotz des für den Körper-Organismus giftigen Alkohols als offenbar gesund heraus. Mäßige Alkoholmengen können von der Leber – wie andere Stoffe auch – schadlos abgebaut werden. Durch den gefäßerweiternden Effekt des Alkohols sinkt zudem die Wahrscheinlichkeit bestimmter Herz-Kreislauf-Erkrankungen. Bei steigender Alkoholmenge steigt die giftige Wirkung des Alkohols allerdings. Halten Sie also am besten den gefäßreinigenden Effekt größer als den Schaden an Ihrer Leber. Diese goldene Dosis ist bei jedem anders. Frauen vertragen in der Regel weniger als Männer, weil sie eine kleinere Leber haben.

WAS SIND EIGENTLICH
Nudges?

━━━

In diesem Buch werden Sie immer wieder über Sie stolpern, dabei sind Sie keineswegs als Stolpersteine gedacht, sondern als Anstupser. Nudge kommt aus dem Englischen und heißt so viel wie »Schubs«. Die kleinen Schubser sind oft entscheidende Weichensteller für neue, bessere Lebensgewohnheiten.

Ursprünglich stammt der Begriff »Nudging« aus dem Tierreich. So stupst beispielsweise die Elefantenmama ihr Elefantenbaby in die richtige Richtung zum Wasserloch, damit es daraus trinken kann. **Im Gesundheitswesen wird Nudging derzeit heiß diskutiert** als Mittel, um unser Verhalten zum Besseren hin zu beeinflussen. Dabei versteht man unter Nudges Möglichkeiten, das Verhalten von Menschen ohne erhobenen Zeigefinger in bestimmte Richtungen zu lenken. In den USA gibt es schon zahlreiche Kliniken und Stationen, auf denen mit diesen Anschubsern gearbeitet wird. Das heißt, **man wird in eine »richtige« Richtung gelenkt oder gestupst** und das fördert Heilungsprozesse.

Das geht natürlich auch in anderen Bereichen, zum Beispiel bei unserem Konsumverhalten. So werden wir im Supermarkt zu den Artikeln geführt,

die wir bitteschön kaufen sollen. Das Gemüse wird dann in seiner vollen Far-
benpracht präsentiert und wir brauchen es nur noch in den Einkaufswagen
zu legen. Natürlich gibt es auch Negativ-Nudges: Süßigkeiten liegen gerne an
der Kasse. Dann stehen wir mit unseren Kinder davor und packen die kleinen Dickmacher für zwischendurch ein oder fangen an zu diskutieren.

Die Nobelpreise für Physiologie und Medizin, die ich in diesem Buch vor-
gestellt habe, sind für die Erhaltung des Gesamtkunstwerks Mensch sehr
bedeutsam. Sie münden letztlich in bestimmten **Verhaltensweisen, die uns
dabei helfen können, gesund alt zu werden**. Und diese Nudges sind die kleinen Schubser, die wir brauchen, um uns in dem Riesenangebot an (Verhal-
tens-)Möglichkeiten zurechtzufinden.

Bei den Nudges rund um die Nobelpreis-Methode, die Sie in diesem Buch
an einigen Stellen finden werden, geht es immer um Ihre Gesundheit und
Ihr Wohlbefinden. Sie können sich einen Anstupser danach aussuchen und
ausprobieren, ob er für Sie passt und ob Sie sich dabei wohlfühlen. Wenn ja,
bauen Sie ihn zwanglos in Ihren Alltag ein. Wenn nicht, lassen Sie es sein
und machen einen Versuch mit einem anderen. Sie müssen hier keine strenge
Reihenfolge einhalten. Durch die Nudges werden Ihnen Möglichkeiten
gezeigt, **wie Sie Ihr Leben noch besser gestalten können** und – falls Ihnen
danach ist – **wie Sie sich nach und nach Ihrem Wohlfühlgewicht nähern**.

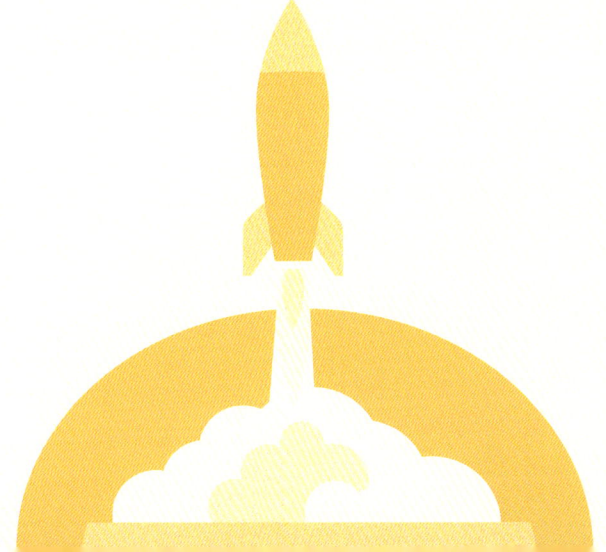

VOLLFETT ZOCKEN

Ärzte schlagen schon länger Alarm. Beim Jugendmedizinkongress im Jahr 2017 war es soweit: Neue Studiendaten zeigen, dass jedes Jahr 20 000 Kinder neu an Mediensucht erkranken. Das sind jedes Jahr sechsmal so viele Neu-Abhängige wie etwa Jugendliche, die illegale Drogen konsumieren. Das zu viele Zocken führt allerdings nicht nur zu Aggressivität und Schlafstörungen und dazu, dass – sofern sie einen Schulabschluss erreicht haben – keiner Ausbildung oder Arbeit mehr nachgegangen werden kann. Es macht die Kinder und ältere Süchtige dick. Denn ohne weitere Studien zu bemühen, lässt sich dieses Ergebnis auch auf Erwachsene übertragen. Woran das liegt? Tatsächlich ist es viel einfacher, Mediensucht – also Zocken (auch »harmlose« Computerspiele, die nicht auf irgendwelchen Indexen stehen), mehrstündiges Serien- oder You-Tube-Videos-Glotzen, ins allzeit bereite Smartphone starren – mit dem Alltag zu vermischen, als beispielsweise Alkohol oder Drogen.

SCHÖNE FETTE WELT

Natürlich macht wie immer die Dosis das Gift – insbesondere beim Umgang mit den neuen, digitalen Medien. Doch inzwischen haben diese eine beängstigende Dominanz in unserem Alltag entwickelt. Heute wissen wir, dass Kinder und Jugendliche, die viel vor dem Fernseher oder dem Computer sitzen, sich nachweislich weniger als solche bewegen, die wenig fernsehen. Das allein kann schon zu Problemen mit dem Gewicht führen. Der allerdings wesentlich größere Unterschied zwischen »Vielsehern und -zockern« und »Wenigsehern und -zockern« scheint aber in deren Essverhalten zu liegen: Ausgiebiges Glotzen verleitet dazu, ohne Pausen zu essen – vor allem Süßes und Fettes. Denn beides – Zuckerreiches und Fetthaltiges, wie beispielsweise Pizza, Chips oder Fast Food – hat einen überaus wohltuenden Effekt auf Körper und Psyche. Wenn man sich unruhig und gestresst fühlt, tut ein solches Comfort Food richtig gut. Außerdem macht es schnell Lust auf noch mehr davon. Auf diese Weise entwickelt sich mehr oder weniger schleichend ein gestörtes Essverhal-

Eltern sind oft genauso viel online wie ihr Nachwuchs. Das Smartphone läuft über den Tag schön warm, und nach Feierabend werden noch berufliche Mails beantwortet.

ten. Hinzu kommen alle Folgen der hier schon beschriebenen Sitting Disease (siehe Seite 34).

Welche Rolle die lieben Eltern dabei spielen, ist vielschichtig. Sie reicht von »Wie schön, dass endlich Ruhe im Kinderzimmer ist« bis hin zur Co-Abhängigkeit.

ERZIEHUNG ZUM DICKWERDEN

Dabei ist das völlig widersinnig. Denn ursprünglich ist ja noch alles in Ordnung: Ein Kleinkind reguliert Hunger und Sättigung sowie die Auswahl seiner Nahrung noch wie ein Kind aus der Steinzeit: durch innere Kontrolle. Es weiß, wann es Hunger hat und wann es genug gegessen hat und übrigens auch, was es wirklich braucht. Dass diese Selbstregulation heutzutage eher unpraktisch ist, braucht man an dieser Stelle nicht extra zu betonen. Unterlaufen wird dieser innere Mechanismus spätestens dann, wenn man das Kind an die Uhr gewöhnt. Also unseren künstlichen Zeitgeber, nicht den inneren. Feste Fütterungszeiten schon beim Baby und ebensolche Mengen zwingen auch noch so aufsässige Kleinkinder dazu, dann zu essen, wenn etwas da ist und nicht etwa, wenn es hungrig ist.

Natürliche Sperrmechanismen der Sättigung beim Baby kann man durch Verwendung entsprechend gesüßter Fertigprodukte leicht umgehen.

Süß als Geschmacksrichtung war ja jahrtausendelang ein Qualitätsgarant für hochwertige und vor allem ungiftige Nahrung (die schmeckt meistens bitter). Außerdem kann man durch Zucker die Menge der Mahlzeiten erheblich steigern. Sie erinnern sich: Zucker macht nicht satt, sondern hungrig. Besonders in der Wachstumsphase eines Kindes, in der die unendlich dehnbaren Fettzellen vermehrt werden, ist das problematisch. Dabei, wie schön: ein dickes Kind ist auch gleich weniger lebhaft und damit weniger lästig. Langeweile, Ärger und Frust – gerne auch beim Computerspiel – lassen sich also mit einfachen Gegenmitteln behandeln. Und die sind ein Leben lang immer verfügbar. Essen (und leckere süße Getränke) sind die schnellste und praktischste Form der Ersatzbefriedigung! Kein Mensch muss sich mehr darum kümmern, was ihn wirklich glücklich macht und was seinem Leben Sinn verleiht. Der Hunger bleibt so auf jeden Fall als manifestes Grundgefühl bestehen.

Abschließend noch eine schöne Erziehungsvariante zum gestörten Essverhalten: Wenn jeder in einer Familie für sich alleine futtert und gemeinsame Mahlzeiten mit anschließendem Verweilen am Tisch von allen Beteiligten als langweilige Unsitte deklariert werden. Sollte man dann doch einmal gemeinsam essen, kann man während des Speisens auch schön ins Handy oder – so vorhandenen – in den Küchenfernseher schauen. So hält sich eine von Kindesbeinen erlernte Unsitte bis ins Erwachsenenalter, wie man in vielen Restaurants beobachten darf.

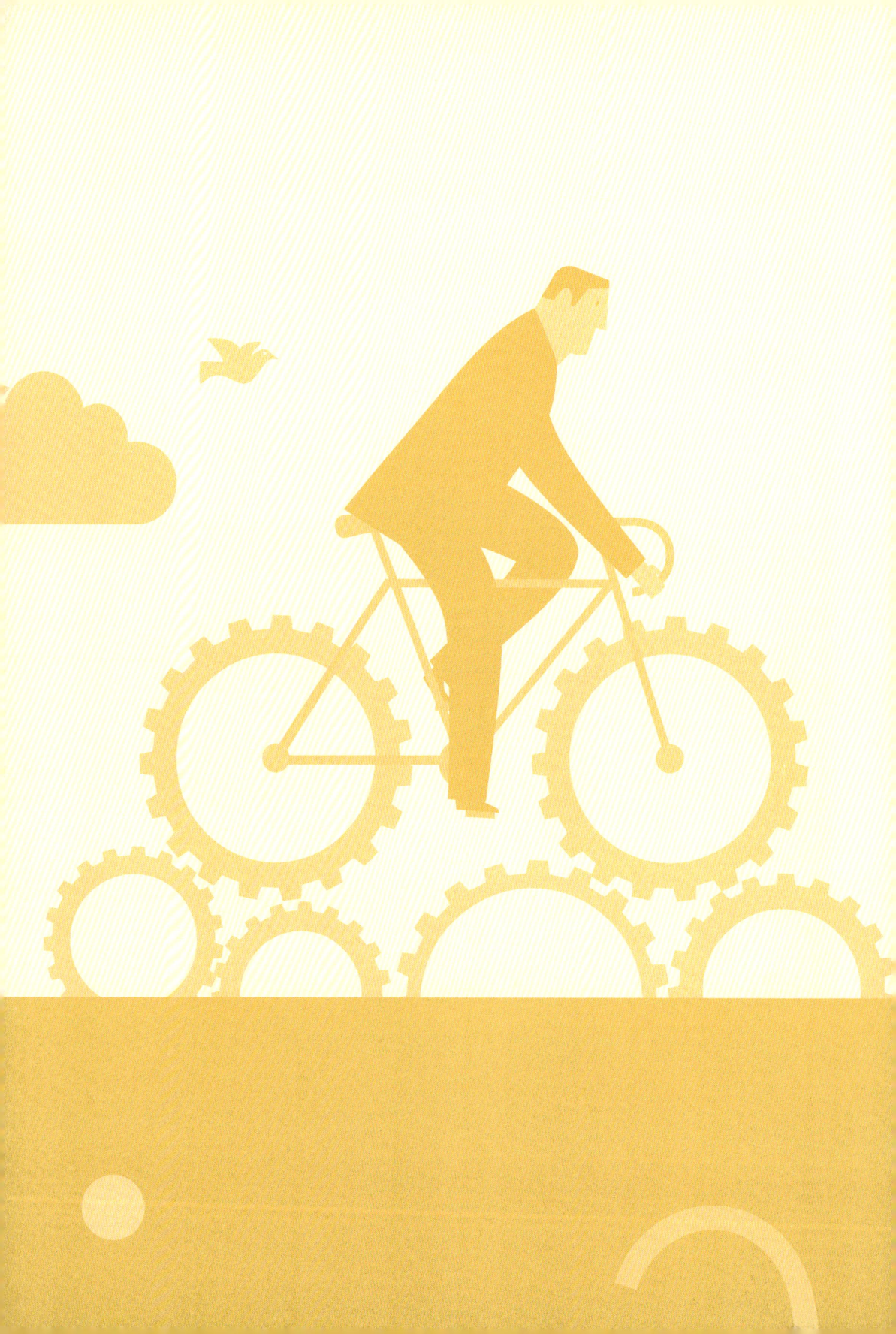

FASTENPAUSEN
= 3 IN 1
(3 NOBELPREISE IN EINEM)

—

Ausreichend lange Pausen zwischen den Mahlzei-
ten tun der inneren Uhr gut und lösen heilsame
und abspeckende Prozesse aus. Auf den nächsten
Seiten erfahren Sie alles über Fastenpausen, welche
es gibt und wie gut es sich anfühlt, dass Sie zwi-
schendurch lustvoll leben können.

DER RICHTIGE RHYTHMUS

Ein wesentlicher Faktor für den Erfolg von Essenspausen in Form von intermittierendem Fastens ist das Essen-Weglassen nach dem Abwechslungsprinzip. Ich nenne den Fastentag »Nicht-Ess-Tag« beziehungsweise »essfrei«. Aber in Wahrheit nimmt Ihr Körper nach erfolgreicher Umstellung an den Nicht-Ess-Tagen ja Nahrung zu sich – und zwar aus den eigenen Fettreserven! Jetzt greift das Prinzip der Autophagie: Aber beginnen wir von vorne. Die Möglichkeit die Autophagie »anzuschalten«, besteht in einer Ernährungspause, wenn Sie an einem Tag essen und diesen entweder durch Pausen strukturieren oder einen Nicht-Ess-Tag folgen lassen, an dem Sie sich auch noch mehr bewegen. Eine essenzielle Notwendigkeit für jedes Säugetier – also auch den Menschen – ist es, seine Muskelzellen so umzuschalten, dass sie zur Energieversorgung mit Körperfett betrieben wird und nicht auf Speicherzucker (Glykogen) in der Leber zurückgreift.

Ganz ohne Kaffeesatz und Kristallkugel kann ich Ihnen schon heute voraussagen, dass man künftig Diäten in zwei Kategorien einteilen wird: Autophagie-Schädlinge und Autophagie-Förderer.

WARUM WIR FASTEN MÜSSEN

Normalerweise hieß es immer, es sei wichtig, was wir essen. Nun hat sich herausgestellt, was noch wichtiger ist: Wann wir essen. Lange Zeit war man davon überzeugt, dass eine zu fett- und zu zuckerreiche Ernährung für die Zunahme der Fettleibigkeit verantwortlich ist.

Jetzt weiß man anhand aktueller Studien, dass das Timing – also, wann wir essen – entscheidend ist. Wir beginnen den Tag normalerweise mit einem gescheiten Frühstück und essen dann den ganzen Tag, um unseren Energielevel stabil zu halten. Abends kommen wir von der Arbeit heim und essen weiter. Das ist verständlich, da Essen ja auch ein soziales Ereignis ist.

EINE FRAGE DES TIMINGS

Um einer weiteren Zunahme der Fettleibigkeitsepidemie vorzubeugen, unternahmen Biologen am Salk Institute in San Diego unter der Leitung von Dr. Satchin Panda einen Tierversuch. Dazu nahm man zwei Gruppen von Mäusen, die hundert Tage lang hochkalorisch und fetthaltig ernährt wurden. Beide bekamen immer gleich viel Kalorien zur Verfügung gestellt. Nur hatte die eine Gruppe den ganzen Tag und die ganze Nacht Zugang zu ihrer Futterquelle und die andere aß nur acht Stunden nachts. Denn Mäuse sind Nachttiere. Erstaunlicherweise nahm die Gruppe, die nur nachts aß dabei 40 Prozent zur Vergleichsgruppe ab. Sie zeigten keine Entzündungszeichen oder Leberbeschwerden, auch die Cholesterin- und Blutzuckerspiegel waren normal. Die andere Gruppe, die ohne Pause gefuttert hatte, war hingegen fettleibig, hatte zu hohe Cholesterinspiegel, zu hohen Blutzucker, eine Fettleber und entwickelte Stoffwechselstörungen.

Die Ursache liegt nach Forschermeinung darin, dass bei ständigem Futtern die Fettzellen immer weiter gemästet werden. Das hängt unter anderem mit bestimmten Stoffwechselwegen und Hormonausschüttungen zusammen, die durch die biologische Uhr gesteuert werden. Der Mensch ist genetisch so ausgestattet, dass er nachts fasten muss. Der Tierversuch zeigt, dass der Stoffwechsel von einer längeren Fastenphase profitiert. So erholen sich Magen und Leber und einer Gewichtszunahme wird effektiv vorgebeugt.

VON DEN RESERVEN LEBEN

Wenn Sie einen gewissen Zeitraum lang nicht essen – beispielsweise, weil auch Sie in der Nacht gern mal schlafen –, schaltet Ihr Körper um auf Autophagie. Dann wachen Sie morgens hungrig auf. Wollen Sie sich etwas Gutes tun, dann essen Sie jetzt nicht, sondern naschen Sie von Ihren Reserven. Für Sie entsteht kein Aufwand, Ihr Körper macht das ganz alleine! Auf den nächsten Seiten stelle ich Ihnen verschiedene Formen des intermittierenden Fastens vor. Mein Favorit ist und bleibt natürlich die Methode 10in2, bei der das Fasten an jedem zweiten Tag gebrochen wird. So besteht garantiert keine Suchtgefahr und die positiven Effekte des Fastens bleiben erhalten.

Magersucht und Nulldiät

Wir können nach vielen Dingen süchtig werden, die uns ein Glücksgefühl vermitteln. Auch die Effekte des Fastens kann man als Glücksdroge empfinden. Da diese Wirkung bei Jugendlichen leichter auslösbar ist als bei Erwachsenen und älteren Menschen, kann Fasten zur Gefahr werden. Vor allem junge Frauen sind gefährdet, ihre Essgewohnheiten zu pervertieren. Sie wollen mit Nulldiäten das Schönheitsideal »ultraschlank« erreichen. Bei 10in2 besteht aber die ausdrückliche Forderung danach, dass man jeden zweiten Tag das Fasten bricht!

6 TIPPS,

wie die Nobelpreis-Methode ganz leichtfällt

———

Das Großartige bei der Nobelpreis-Methode ist die Freiheit, die sie bietet. Sie können sie ganz individuell gestalten, die Methode genau auf Ihre Bedürfnisse abstimmen und sich auch noch aussuchen, ob Sie kürzer oder länger mit dem Essen pausieren und dann – tatsächlich – auch essen, was Sie wollen.

1

Sie haben das Buch gekauft und lesen darin. Das ist toll! Seite für Seite lernen Sie, ohne sich größer dabei anstrengen zu müssen, wie die Nobelpreis-Methode funktioniert. Richtig einfach wird es mit 10in2: 1 Tag essen, 1 Tag nicht essen. Da muss man nicht viel planen und nachdenken, nichts zusätzlich einkaufen, es ist einfach. So hat jeder von uns seine Gesundheit in der Hand und kann mit der Zeit schöner, fitter und jünger aussehen.

2

Vielleicht sind Sie ja ein Diät-Profi. Dann werden Sie jetzt eine wundersame Entdeckung machen. Sie dürfen zum ersten Mal in Ihrem Leben essen, worauf Sie Lust haben. Nehmen Sie also ruhig jede Einladung zum Essen an, – natürlich an Ihren Ess-Tagen. Jeder, der ein Diät-»Leben« hinter sich hat, schätzt diesen Luxus.

3

Sie stärken Ihren Charakter, denn nach jedem Nicht-Ess-Tag spüren Sie mehr Stärke und fühlen sich wohler. Viele Menschen sagen, sie können keinen ganzen Tag fasten. Sie wissen, wenn Sie es einmal ausprobiert haben, dass Sie es können. Sie wissen, Sie haben Charakter und Stärke.

4

Wenn Sie an Ihrem Fastentag Hunger verspüren, wissen Sie, dass Ihr Körper Speicherfett verbrennt und Ihre Zellen sich erneuern. Die Autophagie ist in vollem Gange. Außerdem dürfen Sie ja morgen schon wieder essen. Sie essen immer nur einen Tag nichts.

5

Es gibt keine weiteren Regeln, keine Verbote. Essen können Sie an Ihren Ess-Tagen immer so viel, bis Sie angenehm satt sind. Zusätzlich - Sie haben ja nun so viel mehr Zeit für andere schöne Dinge - bauen Sie an den Nicht-Ess-Tagen mehr Aktivitäten in Ihren Alltag ein. Gehen Sie Ihren Hobbys nach. Je mehr die Kilos purzeln, desto größer wird Ihr natürlicher Bewegungsdrang.

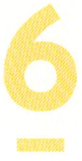

6

Probieren Sie die beste Methode für sich aus: 1 Fastentag pro Woche ODER: 1 Tag essen, 1 Tag fasten und am Wochenende essen ODER 1-mal pro Tag essen ODER 1 Tag pro Monat fasten. Denken Sie daran: Jeder Tag, den Sie fasten, ist für Ihren Körper eine Wohltat und ein Jungbrunnen.

DIE BESTEN
INTERVALLFASTEN-METHODEN

F asten ist ein Teil unserer Geschichte. Der Mensch hat immer wieder freiwillig oder unfreiwillig gefastet und dabei oft auch gehungert, weil er nichts zu essen gefunden hat, er kein Jagdglück gatte, weil Ernten ausfielen, Vorräte nicht reichten oder das Wetter ungünstig war. Unsere Verwandten aus dem Tierreich fasten ohnehin immer mal wieder, und das nicht nur während ihres Winterschlafs: Zugvögel können Tausende von Kilometern zurücklegen und kommen dabei tagelang ohne Nahrung aus, und Pinguine können bis zu sechs Monate im Jahr bei äußerst kalten Außentemperaturen nichts essen und in dieser Zeit sogar ihre Eier legen. Das ist das Faszinierende: Fasten ist Teil des biologischen Programms von Lebewesen.

Dabei sind im Lauf der Jahrhunderte viele Formen von »Essenspausen« entstanden, die es jedem von uns ganz einfach machen, stundenweise seinen Körper, den Kopf und die Psyche zu entlasten. Fasten und schon überhaupt nicht das Intervallfasten sind keine Geheimkünste. Wenn man will, dass es einem spontan wieder besser geht und dass einem die Hosen wieder passen, muss man einfach nur damit anfangen.

TÄGLICH INTERVALLFASTEN

Das ist für Fastenanfänger eine wunderbare Idee. Man kann hierbei wählen zwischen fünfstündigen Pausen zwischen den Hauptmahlzeiten und wählen zwischen 16, 18 oder 20 Stunden Essensverzicht. Also kann man über Tag entweder acht, sechs oder auch nur vier Stunden etwas zu sich nehmen, wie Sie mögen.

Spät frühstücken und früh zu Abend essen. So passen Sie Ihre Mahlzeiten an Ihre innere Uhr an und nehmen ab.

- **8:16-Methode:** Sie wollen acht Stunden essen und 16 Stunden fasten, dann nehmen Sie die erste Mahlzeit um 8 Uhr ein. Nach knapp vierstündiger Essenspause dürfen Sie das Mittagessen um 12 Uhr zu sich nehmen – und dann folgt die letzte Mahlzeit um 16 Uhr. Das späte Abendessen, das normalerweise zwischen 19 und 21 eingenommen wird, wird also wesentlich weiter nach vorn gezogen. Nun wird gefastet bis zum nächsten Tag um 8 Uhr, wo Sie wieder frühstücken. So geht es für den Rest der Woche weiter.

- **6:18-Methode:** Sie wollen sechs Stunden essen und 18 Stunden fasten. Dann nehmen Sie die erste Mahlzeit, wie ein spätes Frühstück oder ein frühes Mittagessen um 11 Uhr ein. Nach knapp fünf Stunden Pause, schon um 16 Uhr, gibt es das Abendessen. Gefastet wird also von etwa 17 Uhr bis zum nächsten Tag um 11 Uhr. Die dritte Mahlzeit fällt somit ganz aus. Man spricht deshalb vom Abendfasten (Dinner-Cancelling).
- **4:20-Methode:** Sie wollen nur vier Stunden essen und 20 Stunden fasten. Dann bleibt noch Zeit für eine Mahlzeit am Tag. Sie nehmen sie am besten am späten Nachmittag gegen 16 Uhr ein, dann können Sie am nächsten Tag um 12 Uhr Mittagessen. Diese Fastenzeit ist ideal als Übergang zum ganztägigen Fasten (24 Stunden), wie beim wöchentlichen Fasten.

WÖCHENTLICH INTERVALLFASTEN

Auch beim wöchentlichen Fasten gibt es verschiedene Varianten: Man kann zum Beispiel an einem Tag pro Woche nichts essen oder an zwei Tagen.

- **1:6-Methode:** Angenommen, Sie suchen sich den Mittwoch als Ihren Fastentag aus, weil das der Tag in der Woche ist, an dem Sie am meisten zu tun haben und deshalb am besten abgelenkt werden. Oder ganz anders: Weil das der Tag ist, der Ihnen erfahrungsgemäß am wenigsten Stress bringt und Sie aus diesem Grund gut durchhalten werden – das ist bei jedem Menschen anders. In dem Fall dürften Sie am Dienstag noch den ganzen Tag bis 19 oder 20 Uhr essen. Ab diesem Zeitpunkt fasten Sie dann den Mittwoch bis Donnerstag um 7 oder 8 Uhr morgens, also insgesamt 36 Stunden.
- **2:5-Methode:** Sie suchen sich zwei Tage in der Woche zum Fasten aus. Wichtig ist, dass mindestens ein normaler Ess-Tag zwischen den Fastentagen liegt, besser noch zwei. Angenommen, Sie wählen den Montag und den Donnerstag. Dann dürften Sie am Sonntag bis 19 oder 20 Uhr noch essen und legen dann bis zum Dienstag um 7 oder 8 Uhr eine 36-stündige Essenspause ein. Am Dienstag essen Sie normal (also möglichst nur drei »vernünftige« Mahlzeiten mit fünfstündigen Pausen dazwischen), am Mittwoch ebenfalls, aber an diesem Tag hören Sie wieder nach dem Abendessen um 19 oder 20 Uhr mit dem Essen auf bis Freitag früh.
- **5:2-Methode:** Wer 36 Stunden erreicht hat, kann es auch mit der 5:2-Diät versuchen. Hierbei können Sie sich an fünf Tagen in der Woche normal satt essen. An den beiden übrigen Tagen sollten die Fastenden dann nicht mehr

Intermittierendes Fasten, Intervallfasten oder Teilzeitfasten ist kein Heilfasten. Stattdessen wechseln Phasen, in denen man normal isst, mit Phasen des Verzichts ab. So profitiert man von vielen Vorteilen des Fastens, ohne dass Heißhunger oder Schwächegefühle aufkommen.

als etwa 650 Kalorien zu sich nehmen und dabei auf Kohlenhydrate, also auf Nudeln, Kartoffeln, Brot oder Zucker verzichten. Die Erfinderin dieser Diät, Michelle Harvie von der Universität Manchester, ist davon überzeugt, dass der Körper mit einer kurzen, eintägigen Fastenzeit besser zurechtkommt und eher Gewicht abbaut als mit einer täglichen Beschränkung.

BEST OF: 10IN2

Bei 10in2 geht es nicht in erster Linie darum, schlanker zu werden. Es ist vielmehr eine klare Entscheidung für einen lebensverlängernden Lebensstil mit mehr Gesundheit, Genuss und Lust am Leben.

Und so funktioniert's:

Das Prinzip des 10in2-Power-Programms ist hocheffektiv und leicht erklärt: An einem Tag essen Sie, was Sie wollen und am nächsten Tag essen Sie nichts. Die Erfolgsformel lautet:

- Ein Tag essen (1)
- Ein Tag nicht essen (0)
- 10 in 2 (2) Tagen = 10in2-Power-Programm

Es gibt keine weiteren Regeln, keine Verbote. Essen können Sie an Ihren Ess-Tagen immer so viel, bis Sie satt sind. Zusätzlich – Sie haben ja nun so viel mehr Zeit für andere schöne Dinge – bauen Sie mehr Aktivität in Ihren Alltag ein, aber bitteschön moderat. Je mehr die Pfunde purzeln, desto größer wird Ihr natürlicher Bewegungsdrang!
Da es sich bei 10in2 um ein Lebenskonzept und eben nicht um eine Diät handelt, sei hiermit auch gleich die Frage nach: »Und wie lange soll ich das machen?« beantwortet: »10in2 machen Sie ein Leben lang.«

FÜR WEN 10IN2 GEEIGNET IST

Aufgrund der gesundheitsfördernden Wirkung von 10in2 ist dieser Lebensstil – vorsichtig formuliert – für jeden Menschen eine gute Idee. Sie profitieren von einem gestärkten Immunsystem, Anti-Aging-Effekten und einer nachhaltig optimierten Verteilung von Muskeln und Fettreserven. Bei Jugendlichen, Schwangeren und Menschen, die Medikamente einnehmen, hat man die Wirkung von 10in2 noch nicht lang genug beobachtet, um mit gleicher Gewissheit die positiven Effekte auf den Organismus bestätigt zu finden. Daher empfehle ich in diesen Fällen die unbedingte Rücksprache mit Ihrem Arzt.

DER 3-TAGES-TEST (3TT)

Wenn Sie wissen möchten, ob Sie schon bereit sind für den neuen 10in2-Lebensstil, dann empfehle ich den 3-Tages-Test. Dazu benötigen Sie lediglich einen Vorbereitungstag und zwei Tage nach dem 10in2-Prinzip.

- **Tag 1: Der Vorbereitungs-Ess-Tag:** An diesem Tag können und sollen Sie wie üblich essen und trinken, was Sie wollen. Der einzige Unterschied zu Ihrer gewohnten Ernährung ist, dass Sie jeden Bissen beim Frühstück, Mittagessen und Abendessen so gut kauen, dass Sie tatsächlich keine festen Speisen zu sich nehmen, sondern nur Speisebrei. Entscheidend ist am Vorbereitungs-Ess-Tag auch, dass Sie mengenmäßig nicht mehr zu sich nehmen als sonst, nur weil ein Nicht-Ess-Tag bevorsteht. Ansonsten läuft alles wie gehabt.

- **Tag 2: Der Probe-Nicht-Ess-Tag – »0er«:** Ihr erster Nicht-Ess-Tag: Sie nehmen weder feste noch flüssige Nahrung zu sich, sondern nur Wasser. Morgens empfiehlt sich ½ Liter heißes oder warmes Wasser. Falls Sie Kaffee oder Tee trinken, dann ungesüßt und ohne Milch. Sollten Sie ein Hungergefühl verspüren, trinken Sie Wasser und gehen Sie eine Runde spazieren oder machen Sie Gymnastik oder Yoga oder was Ihnen Spaß macht. Abends ist sozialkompatibles Trinken gestattet: Ingwertee, heißes Wasser, eventuell ein Glas Wein.

- **Tag 3: Der zweite Probe-Ess-Tag – »1er« – Das Heimspiel:** An Ihrem ersten Ess-Tag nach einem Nicht-Ess-Tag ist es wichtig, das Fasten zu brechen. So vermeiden Sie, dass Ihr Sklave im Gehirn auf Sparflamme und danach auf Jojo umstellt. Also essen und trinken Sie an diesem Tag wie üblich.

Das Gute an 10in2: Dieser Lebensstil funktioniert nachhaltig, ohne Gebote und Verbote, und Sie werden Spaß daran haben, danach zu leben.

Testergebnis

Nach diesen drei Tagen können Sie sicher beurteilen, ob 10in2 für Sie im Alltag funktionieren kann. Und wie geht es Ihnen? Sie haben die Erfahrung gemacht, an Ihrem Nicht-Ess-Tag überraschend fit und energiegeladen zu sein und hatten am nächsten Morgen keinen Hunger. Wenn Ihnen der Nicht-Ess-Tag zwar insgesamt schwer, aber leichter gefallen ist, als Sie angenommen haben, dann machen Sie einfach weiter so! Sie werden die Erfahrung machen, dass Ihnen die Nicht-Ess-Tage immer leichter und das Fastenbrechen an Ess-Tagen immer schwerer fallen wird.

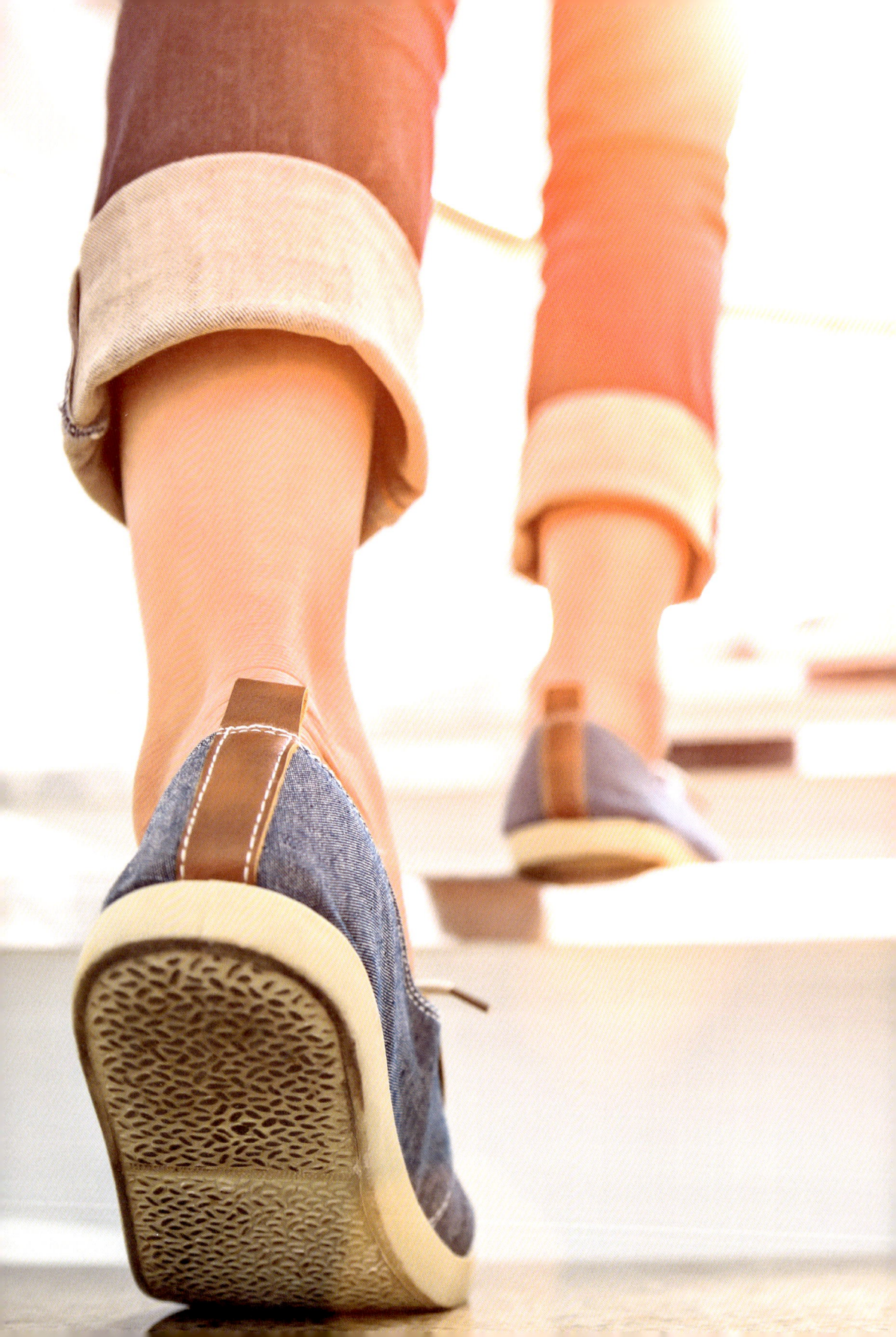

NUDGE 1 -
Ich kann das, ich schaffe das

Natürlich kann ich fasten. Es kommt nur darauf an, welche Ziele ich mir setze. Je höher meine Erwartungshaltung ist, desto mehr kann ich enttäuscht werden. Denn wenn das Erwartete nicht eintrifft, bin ich frustriert. Deshalb halte ich den Ball flach und setze mir ein kleines machbares Ziel. Zum Beispiel: Ich fange jetzt mit Essenspausen von 5 Stunden zwischen den Mahlzeiten an. Oder: Ich freue mich, wenn ich in vier Woche einen Zentimeter weniger Bauchumfang habe. Ich habe ja alle Zeit der Welt. Je niedriger der Level ist, den ich anstrebe, umso besser kann ich ihn erreichen. Das macht mich stolz und erfüllt mich mit Freude und das bringt mich dazu, immer weiterzumachen.

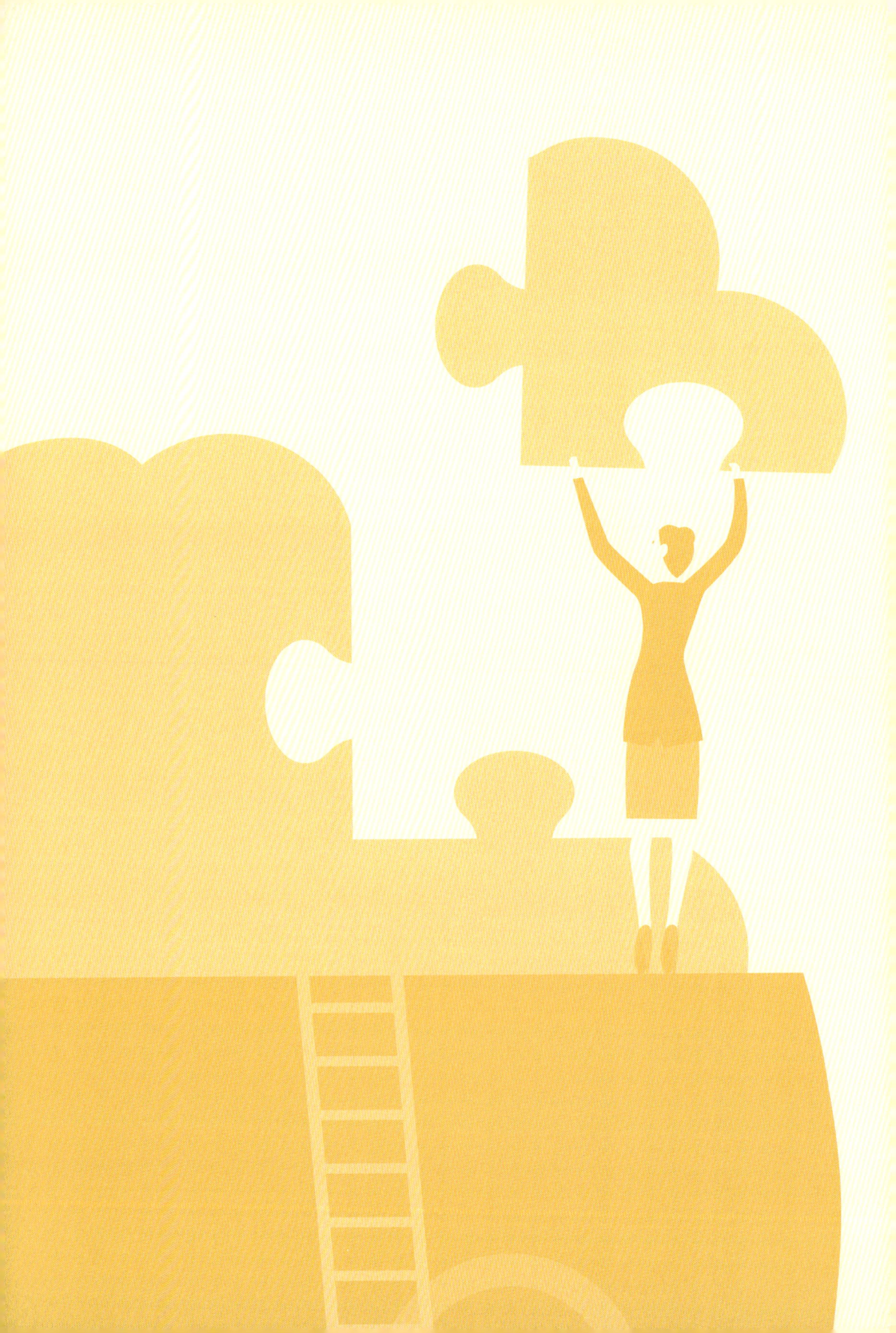

DIE NOBELPREIS-METHODE MACHT GESUND

—

(Intervall-)Fasten ist nicht nur die sinnvollste Methode, um effektiv abzuspecken. Die Essenspausen lösen im Körper heilsame und verjüngende Prozesse aus. Freuen Sie sich über mehr Lebenslust und Gesundheit, denn ohne die ist alles nichts!

FASTEN GEGEN BLUTHOCHDRUCK

Hoher Blutdruck ist der mit Abstand überflüssigste Risikofaktor, um seine Gesundheit zu schädigen. Warum? Weil Sie von hohem Blutdruck nichts haben. Von fetten Mahlzeiten, vom Rauchen, von Alkohol … das verstehe ich ja noch. Doch was haben Sie denn von einem zu hohen Blutdruck, außer dass Sie ihn vielleicht gar nicht bemerken?

Mindestens 20 Prozent aller Europäer haben einen zu hohen Druck auf ihren Gefäßen. Die Hälfte von ihnen hat kein Problem damit, da sie nichts davon wissen. Sie denken sich einfach: »Ich bin ja nicht blöd. Wer weiß, was das dann für mich bedeutet?« Und sie haben das Prinzip des Check-ups (so nennt man die von den Krankenkassen bezahlte Gesundheitsvorsorge) tatsächlich durchschaut: Am besten, man geht erst gar nicht hin zum Arzt, VOR SORGE, dass etwas gefunden wird.

Nun ist das auch gar nicht so blöd. Viel blöder ist es ja zu wissen, dass man einen zu hohen Blutdruck hat und es einem dann tatsächlich gleichgültig ist. In Österreich wird von vier Personen mit Bluthochdruck nur eine behandelt. Dafür ist die Behandlung dann aber auch besonders originell. Im Team mit Arzt und Apotheker wird versucht, den Blutdruck des Patienten einzustellen. Doch wie sieht die Erfolgsquote dieser begnadeten Arbeitsgemeinschaft aus? Nur bei drei Prozent aller mit einem zu hohen Blutdruck, ist dieser so eingestellt, dass ein Herzinfarkt verhindert wird. Die anderen doktern jahrelang erfolglos daran herum.

Weil hoher Blutdruck schwere Krankheiten auslösen kann, haben Ärzte in den USA in 2017 jetzt strengere Grenzwerte festgelegt. Das macht viele Gesunde zu Kranken. Hierzulande wird man wohl nachziehen. Nur wie sinnvoll ist das, wenn sich an den Ursachen dafür nichts ändert?

HOCHDRUCK-ERFOLGSSTRATEGIEN

Egal, welchen Blutdruckwert sie zu haben glauben – ich versichere Ihnen: Er stimmt nicht. Sie können den einen Wert gar nicht wissen, da er laufend schwankt. Jetzt aber die zentrale Frage: Was können Sie dazu beitragen, um todsicher einen Bluthochdruck zu bekommen? Ganz einfach: Leben Sie so, wie der durchschnittliche Europäer! Ignorieren Sie Bluthochdruck, Blutzucker und Bauchumfang (siehe hierzu auch Seite 40). Und: Vergessen Sie bitte nicht zu rauchen! Bluthochdruck kann auch genetisch oder durch psychische Beschwerden (besonders Beziehungsprobleme treiben den Druck hoch) bedingt sein. Daher ist es egal, wie gut Sie aussehen, wie frisch Sie sich fühlen, oder ob Sie davon überzeugt sind, gesund zu sein!

Wenn Sie die unsichtbaren Killer Bluthochdruck, LDL-Cholesterin (das böse!) und den Blutzucker nicht genauso regelmäßig überprüfen wie Ihren Ölstand im Auto, dann können Sie nicht wissen, ob Sie gefährdet sind.
Blutzucker und Blutfette sollten Sie jährlich messen lassen, den Blutdruck hingegen regelmäßig. Beachten Sie auch, dass sich Ihr Druck ständig verändert! Der obere Wert kann bis zu 50 schwanken, der untere Wert bis zu 25. Falls Sie noch kein Blutdruckmessgerät besitzen sollten, dann besorgen Sie eins – die sind mittlerweile modisch auf dem neuesten Stand. Es gibt sie jetzt integriert in Fitnessarmbändern, als Smartwatch oder sogar als App fürs Handy.

Blutdruck selbst messen!
Und so geht's:
- *Besorgen Sie sich ein Blutdruckmessgerät oder laden sie eine App herunter, zum Beispiel über www.seminarkabarett.com.*
- *Messen Sie Ihren Blutdruck 30-mal im Lauf einer Woche oder eines Monats und notieren Sie Ihre Werte.*
- *Vermeiden Sie beim Messen Bewegung, Aufregung oder Anwendungsfehler. (Wer lesen kann, ist eindeutig im Vorteil: Studieren Sie vorher die Gebrauchsanleitung Ihres Geräts!)*
- *Wenn sieben Ihrer Werte über 135/85 mm/HG liegen, dann suchen Sie unbedingt einen Arzt auf, idealerweise einen Internisten oder Kardiologen.*

KLEINE SCHRITTE HELFEN

Beginnen Sie mit kleinen Schritten Ihre Lebensweise zu verändern. Nehmen Sie sich dabei nicht zu viel vor. Also keine »Ab-heute-rauche-ich-nicht-mehr, esse-ich-gesund, trinke-ich-keinen-Alkohol-und-Kaffee-mehr-und-mache-Sport«-Aktionen. Die gehen garantiert daneben. Lassen Sie sich von Ihrem Hausarzt die richtigen Medikamente verschreiben! Wenn Sie dann jeden zweiten Tag fasten, so ist es laut Experten zu erwarten, dass der Blutdruck sinkt. Wichtig hierbei ist auch, dass Sie auch die Medikamente gegen Bluthochdruck etwas reduzieren. Aber Achtung: Bitte keinesfalls selbst die Medikamente absetzen oder reduzieren, sondern nur in Absprache mit Ihrem Arzt.

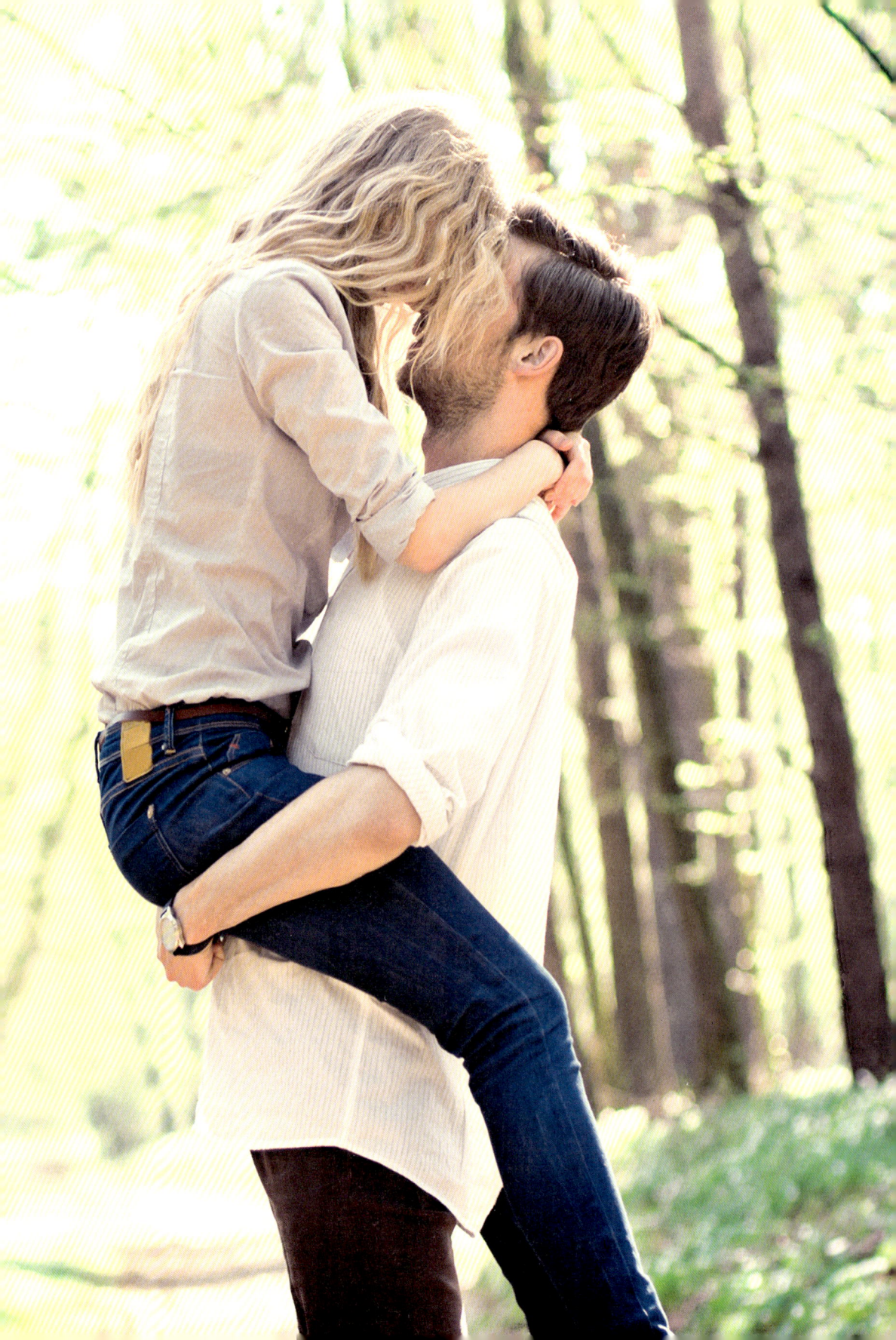

NUDGE 2 –
Zusammen lustvoll leben

Heute fange ich mein besseres, lustvolles Leben an, indem ich den 3-Tages-Test (siehe Seite 57) mache. Oder: Ich versuche es mit fünf-stündigen Essenspausen, oder ich lasse das Abendessen weg. Ich mache das, was mir gefällt und worauf ich Lust habe. Danach werde ich meinem Partner, meinen Kindern oder meiner besten Freundin zeigen können, wie gut es sich mit 10in2 lebt. Das inspiriert sie vielleicht zum Mitmachen und dann können wir uns gegenseitig bestärken und für die Ess-Tage Rezepte austauschen. Denn an diesen Tagen kann ich genauso lustvoll leben und genießen wie an den 0ern (= Fastentagen).

FASTEN GEGEN HERZINFARKT

W enn man in den Medien verfolgt, wie viele großartige, berühmte und wohlhabende Menschen alle einen Herzinfarkt erleiden, dann kann man zeitweise schon richtig neidisch werden, nicht auch zum Club der Herzinfarkt-Prominenz zu gehören.

Bei der Organisation ihres ersten Myokardinfarkts stellen sich manche Leute allerdings äußerst ungeschickt an. Sie verlassen sich auf ihre Erbanlagen, den tagtäglichen Stress und das hohe Alter. Das ist ab sofort nicht mehr nötig!

VORSORGE IST ALLES

Ich verrate Ihnen, was Sie tun können, um Ihren Herzinfarkt ein bisschen vorzuverlegen. Die erste Idee, Ihr lustvolles Leben einzuschränken, wäre natürlich das Nikotin: Rauchen schädigt massiv Ihre Gefäße und hat daher oft Herzinfarkt und Schlaganfall zur Folge. Besonders übergewichtige Personen sind gefährdet, Herz-Kreislauf-Erkrankungen zu erleiden. Tatsächlich ist die Wahrscheinlichkeit eines Herzinfarkts bei Rauchern dreimal so hoch wie bei Nichtrauchern und ermöglicht ihn bereits vor dem 40. Lebensjahr. Wenn das mal kein unaufholbarer Vorsprung gegenüber den Nichtrauchern ist! Rauchen ist außerdem die einzige Chance für Frauen schon vor 50 beim Männerspiel um den Herzinfarkt mit dabei zu sein. Sie müssen es nur mit der Pille kombinieren, denn Pille und Rauchen, das emanzipiert die Koronargefäße so richtig.

Falls Rauchen für Sie weniger infrage kommt, sind weitere für einen vorzeitigen Herzinfarkt förderliche Strategien Übergewicht, hoher Blutdruck, Bewegungsmangel, Typ-2-Diabetes und Fettstoffwechselstörungen.

RAUCHEN MACHT DICK

Wollen Sie das Rauchen wirklich vollinhaltlich nutzen, dann gibt es noch einen tollen Trick. Wenn Sie es geschafft haben, regelmäßig zu rauchen, dann hören Sie einfach vorübergehend damit auf. Silvester bietet sich an, ein Hochzeitstag oder eine Wette. Schon zwei bis drei Monate nicht zu rauchen reichen zumeist aus, dass man so richtig zulegt. Wenn Ihnen dann in der Frühe beim Zähneputzen ein dicker Unbekannter aus dem Spiegel ins Gesicht schaut, dann denken Sie sich vielleicht: »Nein, so möchte ich nicht aussehen, ich beginne lieber wieder mit dem Rauchen.« Und schon ist es um Sie geschehen: Herzlich willkommen im Club der dicken Raucher!

UNTERDRÜCKEN SIE INFEKTE

Für einen Steinzeitmenschen war es durchaus von Vorteil, in lebensgefährlichen Situationen Bagatellkrankheiten wie Husten, Schnupfen oder einen grippalen Infekt zu ignorieren. Er konnte auch mit Fieber angreifen und wegrennen. Dann hat er im besten Fall überlebt. Wenn Sie diesen Trick auch heute nutzen und sich krank ins Büro schleppen – und damit in Distanz gehen zu allen Hypochondern und Minderleistern –, dann tun sie viel für einen möglichen Infarkt. Nicht zu vergessen, dass Sie neben dem hohen Sozialprestige, das Sie mit dieser Aktion erlangen, auch Ihre ganze Abteilung in der Arbeit lahmlegen können. Werden Sie dann nach längerem Hinausschieben des Infekts im Urlaub schwach, dann haben Sie wirklich versagt. Bei einem richtigen Abenteuerurlaub, wo immer etwas los ist, wäre das sicher nicht passiert! Vorbild sollten Ihnen immer Herzinfarktpatienten sein, die glaubhaft versichern, dass sie noch nie nur einen Tag, sei es im Beruf oder in der Freizeit, durch Krankheit versäumt haben. Manchem ist es auf dieser Basis sogar gelungen, ohne einen einzigen zusätzlichen Faktor, in nur wenigen Wochen einen Infarkt auf entzündlicher Basis zu organisieren.

Wie bereits Dr. Otto Buchinger feststellte, der das gleichnamige Heilfasten entwickelte, hat das Fasten durchweg positive Auswirkungen auf Herz und Gefäße.

WENIGER IST MEHR

Was Hippokrates, der antike Urvater aller Ärzte, vor langer Zeit schon wusste, hat auch heute noch seine Gültigkeit – insbesondere, wenn man die heilende und entlastende Wirkung des Fastens als optimale Herzinfarkt-Präventionsmaßnahme unter die Lupe nimmt.

Regelmäßige Essenspausen führen nicht nur zu einer Normalisierung des Blutdrucks und die ihn regulierenden Hormone, was sich wiederum positiv auf die Gefäßweite auswirkt. Sie verbessern auch beginnende Gefäßveränderungen mit Durchblutungsstörungen. Des Weiteren beeinflusst das Fasten leichtgradige Herzkranzgefäßerkrankungen und setzt den Abbau von Ablagerungen in Gang. Nicht zuletzt beseitigt es Venenprobleme, wie Krampfadern, da es eine Kräftigung der muskulären Venenwände durch die Erholung ihrer elastischen Anteile befördert. Das hat einen Verjüngungseffekt auf die Blutgefäße zur Folge. All diese Faktoren, die mit dem Fasten einhergehen, senken das Herzinfarktrisiko.

FASTEN GEGEN DIABETES

Diabetes, landläufig Zuckerkrankheit genannt, ist eine Stoffwechselerkrankung, die durch erhöhte Blutzuckerwerte gekennzeichnet ist. Sie zählt mittlerweile zu den Volkskrankheiten, was daran liegt, dass ihre Hauptauslöser, Übergewicht und Fettleibigkeit (Adipositas) ihrerseits epidemische Ausmaße angenommen haben. Häufig ist ein Diabetes deshalb hausgemacht: Wer sich jahrelang ungesund ernährt, viel auf Fertiggerichte statt Selbstkochen und als Lieblingszutaten auf (tierisches) Fett und viel Zucker – versteckt in Lebensmitteln und Getränken oder pur – zurückgreift, bei gleichzeitiger Bewegungsstarre im Sitzen, erhöht erheblich das Risiko für diese Stoffwechselerkrankung. Ihr Hauptmerkmal: erhöhte Blutzuckerwerte in Kombination mit Insulinresistenz. Die Folgen tragen Patienten, die ihr Übergewicht beibehalten, ein Leben lang: Sie müssen Medikamente nehmen und Insulin spritzen, – interessanterweise trotz Insulinresistenz, aber das ist ein anderes Thema. Täglich ist mehrmals der Blutzucker zu messen. Die gesundheitlichen Risiken im Gefolge einer Diabetes-Erkrankung sind enorm.

ZWEI TYPEN

Im Wesentlichen unterscheidet man zwischen:

- **Typ-1-Diabetes:** Die Betroffenen leiden unter einer Autoimmunerkrankung. Das eigene Immunsystem zerstört dabei die Inselzellen der Bauchspeicheldrüse, die das Hormon Insulin herstellen. Daraus entsteht ein Diabetes, der meist im Kindes- oder Jugendalter beginnt und auch als »juveniler Diabetes« bekannt ist. Diese Diabetes-Form gibt es aber auch bei Erwachsenen. Durch den Insulinmangel geht dem Körper schnell die Energie aus, da die Glukose nicht mehr in die Zellen gelangt. Der Körper beginnt im Gegenzug, Fett abzubauen, weshalb die Betroffenen oft stark abnehmen. Um erhöhte Blutzuckerspiegel nach dem Essen auszugleichen, müssen Betroffene oft ein Leben lang Insulin spritzen. Säuglinge und Kleinkinder erhalten eine Insulinpumpe.

- **Typ-2-Diabetes:** Bei dieser häufigsten Diabetes-Form reagieren die Körperzellen mit der Zeit unempfindlich auf das Schlüsselhormon Insulin. Das heißt, dass Insulin da ist, die Zelle aber nicht auf seine Signale hört. Der Beiname »Altersdiabetes« für die Erkrankung ist zwischenzeitlich auch veraltet, da sie heute schon viele Kinder und Jugendliche betrifft. Mit dem Trend zu Übergewicht und Fettleibigkeit bereits in dieser Altersgruppe, werden immer mehr Teenager und junge Erwachsene zu »Altersdiabetikern«. Im Grunde handelt es sich bei einem Typ-2-Diabetes nicht um eine Krankheit im engeren Sinn, sondern um eine Stoffwechselstörung, die man durch eine Änderung seiner Ernährungs- und Bewegungsgewohnheiten wieder rückgängig machen kann.

DIE LÖSUNG: ABSPECKEN

Deshalb ist Fasten auch für Diabetiker eine gute Sache. Wer unter krankhaftem Übergewicht (Adipositas), Bluthochdruck (Hypertonie), Fett- und Zuckerstoffwechselstörungen (Hypercholesterinämie,Typ-2-Diabetes) leidet, kann von regelmäßigem Fasten profitieren. Das Beste dabei: Solche Patienten brauchen während der Fastenzeiten in der Regel keine Medikamente, die zuckersenkend wirken. Nicht selten dürfen sie sogar bei ihren längeren Essenspausen Insulin ganz absetzen. Dies hängt natürlich davon ab, wie lange die Krankheit schon besteht und wie lange man seine neuen Fastengewohnheiten pflegt. Und natürlich muss das Ganze mit einem anderen, gesünderen Lebensstil einhergehen. Forscher der Universität in Aston stellten fest, dass Intervallfasten bei Typ-2-Diabetes sehr empfehlenswert ist, da dies besonders bei übergewichtigen Personen das Fortschreiten der Erkrankung verlangsamte und auch die Zahl der Neuerkrankungen bei einem bestehenden Prädiabetes verringerte.

DRUM PRÜFE DEINE FASTENMETHODE

Diabetiker sollten genau prüfen, welche Fastenart für sie in Frage kommt, um kein Risiko einzugehen. Daher ist es auch empfehlenswert, auf jeden Fall vorher mit dem Arzt zu sprechen. Schließlich ist es sehr wichtig, welche Medikamente ein Diabetiker verschrieben bekommen hat. Manche kann man während einer Fastenkur oder bei intermittierendem Fasten problemlos weiternehmen, andere nicht. Auch Patienten, die Insulin spritzen, müssen vorher ihren Arzt konsultieren, sie dürfen auf keinen Fall ohne Rücksprache einfach die Insulinspritzen weglassen. Im Zweifelsfall sollten sie sich, eine zweite Meinung von einem in Fastenmethoden beschlagenen Mediziner einholen.

Der unerwünschte Fettmasteffekt des Insulins vermindert sich durch Intervallfasten, weshalb man leichter und schneller an Gewicht verliert. Bestenfalls besteht sogar die Chance, dass an Diabetes erkrankte Fastende weniger oder überhaupt keine Medikamente mehr benötigen.

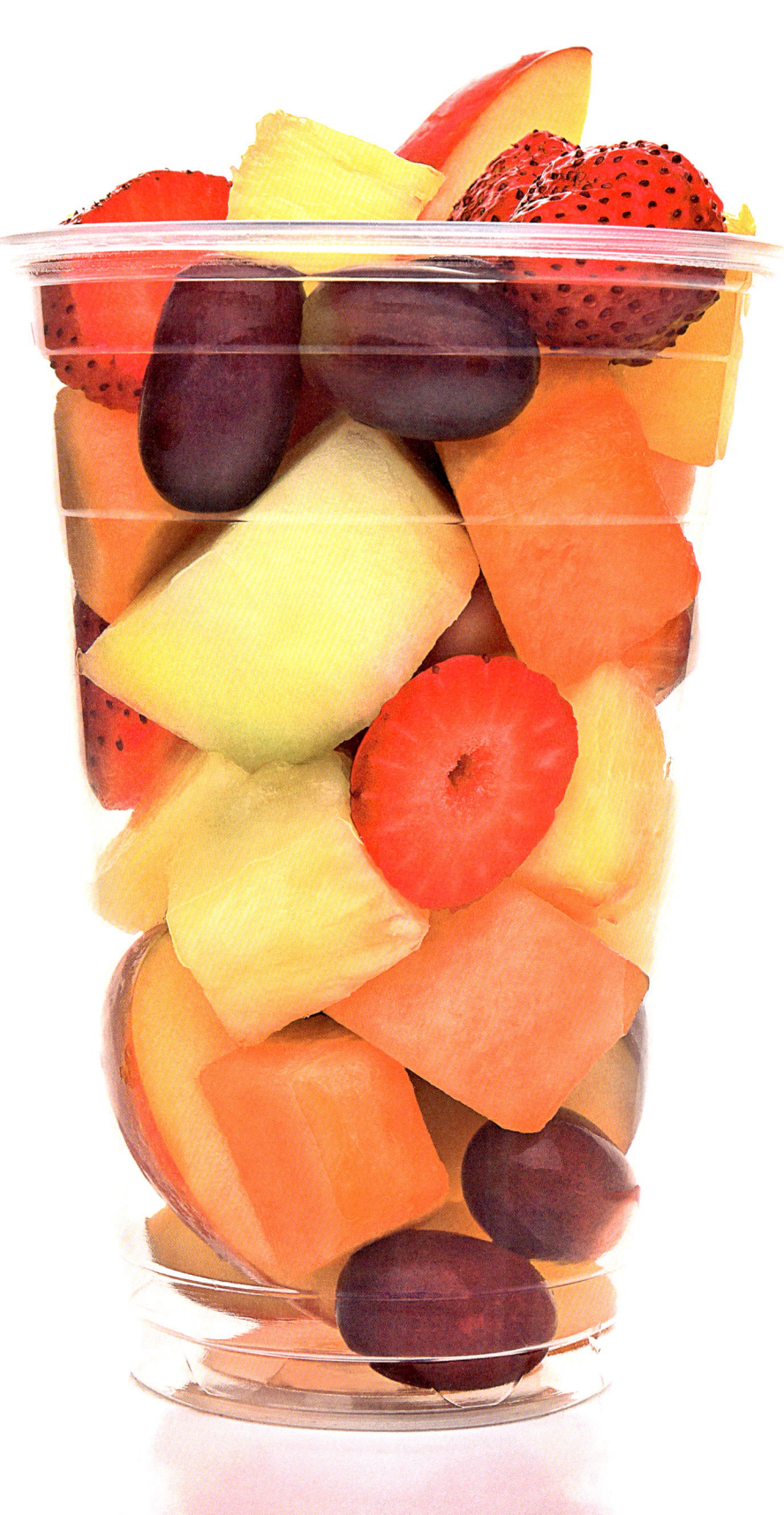

NUDGE 3 –
Genusserlebnisse schaffen

Ich will an meinen Ess-Tagen mehr darauf achten, dass ich frische, gesunde Sachen esse – will aber nicht ständig daran denken MÜSSEN. Denn wenn ich etwas muss, geht auf einmal gar nichts mehr. Sobald ich mich dagegen auf Genusserlebnisse freuen kann, dann geht auch mehr Gesundes auf dem Teller. Das tut meinem Kopf gut und natürlich auch meinem Darm. Deshalb stelle ich mir klein geschnittenes Obst auf den Frühstückstisch und mittags und abends mache ich dasselbe mit Rohkost. Wenn die Sachen auf dem Tisch stehen und appetitlich angerichtet sind, fällt mir die Extraportion an Vitaminen und Ballaststoffen ganz leicht.

FASTEN GEGEN KREBS

W enn Sie all das, was Sie hier schon alles gelesen haben, vor Ihrem geistigen Auge zusammenfassen, so lautet die Erkenntnis, dass unser Stoffwechsel Mangel viel besser verträgt als Überfluss. Richtig? Gehen wir also einen Schritt weiter und sagen wir, dass Fasten uralte Reflexe reaktiviert, die im Gedächtnis unseres genetischen Codes festgelegt sind. Das ist eine mutige These, nicht wahr?

WISSENSCHAFTLICHE BELEGE

Sie wurde bestätigt von Valter D. Longo, einem Zellforscher und Biogerontologen an der University of Southern California in Los Angeles. Das heißt, er beschäftigte sich mit dem Teilgebiet der Entwicklungsbiologie, das sich mit den Ursachen des biologischen Alterns und deren Folgen auseinandersetzt. Er machte dabei grundlegende Entdeckungen für die Wirksamkeit der Krebstherapien. Dazu untersuchte er an Testmäusen mit vorher injizierten Medikamenten die Wirkung der Kombination von Fastenzeiten und Chemotherapie. Die Mäuse wurden dazu in zwei Gruppen geteilt. Die eine Gruppe bekam normales Futter, die andere nichts. Anschließend wurden alle Mäuse mit hohen Dosen an Chemotherapeutika behandelt und das in einer drei bis fünf Mal höheren Dosis, als es bei Menschen erlaubt wäre. Alle fastenden Mäuse überlebten dieses Prozedere, alle normal ernährten Mäuse starben.

Durch Fasten erholen sich die Schleimhautzellen in Magen und Darm besser, die durch die Chemo oft geschädigt werden. Und gesunde Stammzellen, die wichtig für die Bildung von Blutzellen im Knochenmark sind, werden aktiviert.

Der Versuch zeigte, dass kurzzeitige Fastenperioden helfen, das Wachstum bösartiger Tumore zu verringern und die Wirkung einer in vielen Fällen notwendigen Chemotherapie zu verbessern. Die Kombination beider Methoden ist somit deutlich wirkungsvoller als eine Chemotherapie allein.

Longo erklärte das damit, dass Krebszellen »verwirrt« darauf reagieren würden, wenn sie in der Energiezufuhr extremen Schwankungen ausgesetzt seien. Gesunde Zellen können sich darauf dagegen problemlos einstellen. Sie schalten auf Schutzbetrieb um, wenn nur wenig Glukose zur Verfügung steht. Krebszellen hingegen kommen in einer Umgebung mit wenig Glukose nicht gut zurecht und reagieren deshalb sensibler auf Chemotherapeutika.

NEUE THERAPIEMÖGLICHKEITEN

Am Immanuel-Krankenhaus für Naturheilkunde in Berlin forschte ein Team unter Leitung von Dr. Andreas Michalsen zusammen mit 34 Frauen mit Brust- oder Eierstockkrebs, die sich trauten, kurzzeitig auf Essen zu verzichten. Wichtig war, dass keine von ihnen sehr abgenommen hatte und auch nicht durch eine schwere Operation geschwächt war. Sie aßen 36 Stunden vor und 24 Stunden nach ihrer Chemotherapie nichts. Nur Gemüsebrühe war erlaubt. Die Ergebnisse waren teilweise spektakulär: So zeigte sich bei mehreren der Patientinnen, die hungerten, bevor das Zellgift in ihre Körper strömte, weniger Nebenwirkungen. Die sonst typische Erschöpfung nach der Chemo blieb aus. Michalsen erklärt dies mit unserem biologischen Programm. Unsere Körperzellen kennen das Fasten seit Urzeiten, es ist normal. Eine gesunde Zelle geht beim Fasten in einen kurzzeitigen Winterschlaf und schützt sich so, das macht sie auch stabiler gegen das Zellgift einer Chemotherapie.

Gesunde Körperzellen stellen sich leicht auf den Wechsel von Nahrungszufuhr und Fasten ein. Deshalb besteht eine starke Veranlassung, bei jeder Krebserkrankung auf eine begleitende Ernährungstherapie zu setzen, die einen bestimmten Mahlzeitenrhythmus und Essenspausen beinhaltet. So sinkt der Insulinspiegel, die Zuckeraufnahme wird reduziert und damit die Krebszellen, die von Glukose abhängig sind. Wichtig: Keine Fastenexperimente bei Krebs ohne ärztliche Begleitung! Die bisherigen Ergebnisse sind ein erster kleiner Hinweis darauf, dass Fasten eine Chemotherapie verträglicher macht. Trotzdem muss man bei jedem Patienten sehr individuell schauen: Wie sieht es mit den Fett- und Stoffwechselreserven aus?

Das beste Anti-Krebsmittel

Vermutlich ist der beste Schutz vor Krebs, nicht übergewichtig zu sein, wie Experte betonen. Doch warum stehen Fettpolster und Krebs in Verbindung? Fettgewebe ist eine Hormonfabrik, hier entstehen auch Entzündungsauslöser und Schadstoffe. Man weiß heute, dass etwa bei hormonabhängigen Tumoren wie Brust- oder Prostatakrebs, die Hormone aus dem Bauchfett eine Tumorerkrankung anheizen können. Für den Schutz vor Krebs spielt neben kurzzeitigen Essenspausen eine gesunde ausgewogene Ernährung und vor allem auch Bewegung eine Rolle. Wer sich täglich mindestens eine halbe Stunde bewegt und sich zum Beispiel mediterran ernährt, tut das Beste für sich und seine Gesundheit und zwar gleich mehrfach: Er sorgt für Schutz vor Krebs, Arteriosklerose, Herzinfarkt und Schlaganfall!

FASTEN FÜR ANTI-AGING

Das Altern aufhalten zu wollen, ist keine Erfindung der Neuzeit. Schon vor 400 Jahren gab es das erste Anti-Aging-Buch von dem italienischen Humanisten und Schriftsteller Alvise Cornaro. Hier schilderte er die Maßnahmen, die das biologische Altern des Menschen hinauszögern und die Lebensqualität im Alter möglichst lange auf hohem Niveau erhalten.

Zwillingsforschungen von heute zeigen außerdem, dass die individuelle Lebenserwartung zum Zeitpunkt der Geburt nur zu 25 bis 30 Prozent genetisch vorbestimmt ist. Lebensstil, Umwelt, Ernährung und vieles mehr bestimmen demnach, wie alt wir werden. Setzt man sich mit der Altersforschung eingehend auseinander, so muss man aber leider bald schaudernd feststellen, wie viele verschiedene Meinungen kursieren und wie sehr die meisten von uns Korrelation und Kausalität verwechseln. Denn die Beschreibung von linearen Zusammenhängen und das Ursache-Wirkungs-Prinzip sind nun mal einfach zwei verschiedene Paar Schuhe.

WAS GEHT AB, ALTER?

Schon vor 3200 Jahren prägte ein kluger und offenbar im Dinner-Cancelling erfahrener Chinese ein Sprichwort, das sich mühelos auf das 21. Jahrhundert wie auch auf die kommenden übertragen lässt: «Das Abendessen überlasse Deinen Feinden.»

Wovon hängt es ab, ob ein Mensch zum Beispiel 60, 70 oder 80 Jahre alt wird? Klar, da spielen viele Faktoren eine Rolle. Übergewicht und ein ungesunder Lebensstil kosten – das weiß man heute mehrfach durch Studien abgesichert – Lebensjahre. Die Endkappen der Chromosomen, die sogenannten Telomere, zeigen das Alter der Zelle an. Sie schützen das Erbgut (DNA), ähnlich wie die Kappen das Ende von Schnürsenkeln. Mit jeder Zellteilung werden sie etwas kürzer. Sind sie lang, erkennt man daran eine junge Zelle. Sind sie bereits deutlich verkürzt, ist sie gealtert. Forscher der Medizinischen Hochschule Hannover (MHH) fanden heraus, was passiert, wenn man anfängt, regelmäßig Sport zu treiben. 67 Mitarbeiter der Hochschule mussten jeden Tag 30 Minuten auf dem Fahrradergometer radeln. Ein Wunder geschah: Innerhalb von sechs Monaten reduzierte sich das biologische Alter der Studienteilnehmer um 15 Jahre!

Zahlreiche Forschungsarbeiten mit Studien an Tier und Mensch zeigen eindeutig: Nahrungsmenge, Lebenslänge und Lebensqualität hängen zusammen. Das Essen und kalorienreiche Trinken immer wieder mal zu verringern oder regelmäßige Fastenphasen einzulegen, verlangsamen den Alterungsprozess. Dies gilt erst recht für intermittierendes Fasten.

INTERVALLFASTEN = ZELLVERJÜNGUNG INKLUSIVE

Kombinieren lässt sich dieser Effekt mit einer weiteren verjüngenden Maßnahme: den gezielten kurzzeitigen Essenspausen. Den Anti-Aging-Effekt durch Intervallfasten konnten die Forscher der Universität Graz um Francesco Madeo und Slaven Stekovic belegen. Bei dieser Form des Fastens werden die Zellen stärker gereinigt und Entzündungsbotenstoffe haben geringere Chancen. In anderen Untersuchungen wurde gezeigt, dass abwechselndes kurzzeitiges Fasten und Essen die Produktion des Wachstumshormons (Human Growth Hormone) anregt und erhöht, welches wiederum für Zellerneuerungs- und Fettabbauprozesse zuständig ist. Das ist wichtig, denn HGH, das in der Kindheit und Pubertät für das normale Längenwachstum unentbehrlich ist, wird mit zunehmendem Lebensalter weniger. Wenn Sie sich hier etwas Gutes tun wollen, genießen Sie die Nacht als besonders ergiebige HGH-Periode. Denn jetzt wird besonders viel von dem Jungbrunnen-Hormon ausgeschüttet. Wenn Sie sich beim intermittierenden Fasten für 10in2 entschieden haben, kommen Sie jede zweite Nacht in den Genuss einer regelrechten Anti-Aging-Dusche. Oder Sie lassen das Abendessen weg (siehe Seite 74 der kluge Chinese).
Viele Forscher und Ärzte sind inzwischen davon überzeugt: Wer auf Intervallfasten setzt, trainiert seinen Stoffwechsel nach seinem biologischen Programm, auf eigene Reserven zurückzugreifen und hilft ihm dabei, den Alterungsprozess der Zellen deutlich zu verlangsamen. Schließlich werden beim Fasten Gene mobilisiert, die für das Überleben jeder Zelle zuständig sind, und der für die Autophagie so wichtige Recyclingprozess in Gang gesetzt.

Fasten hält jung und frisch!
Probieren Sie es einfach aus! Natürlich aber nur dann, wenn Sie sich über die Folgen eines längeren Lebens bewusst sind und sich damit im Erfolgsfall abfinden könnten. Sollten dahingehend Zweifel auftauchen, besprechen Sie das bitte vorher (!) mit Ihrem Partner, Ihren Kindern und anderen etwaigen Erben.

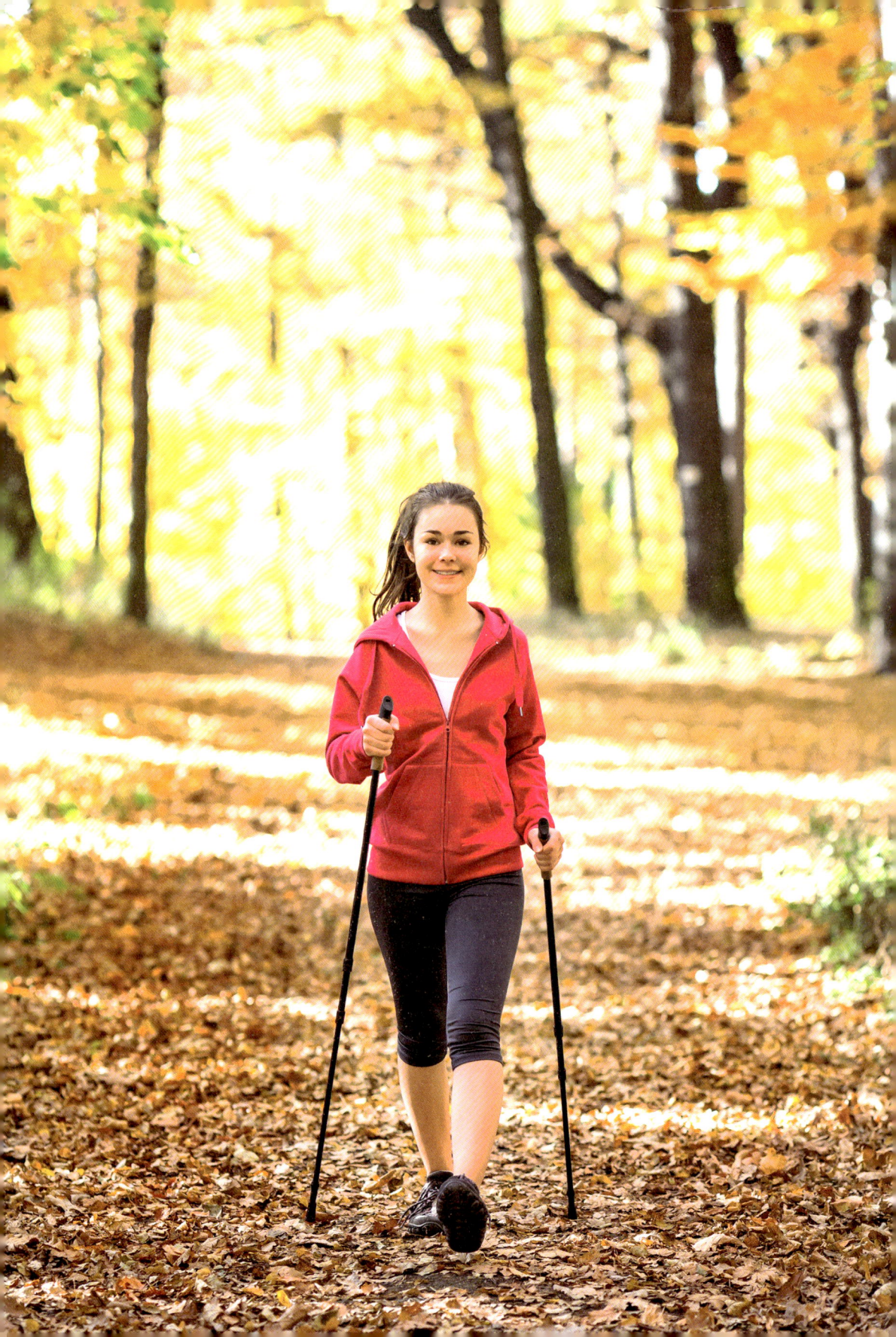

NUDGE 4 –
Ich bewege mich, ich spüre mich

Wenn ich mich bewege, spüre ich, wie viel Kraft ich habe und wie wundervoll mein Körper funktioniert. Ich gehe heute jeden Schritt, den ich mache, ganz bewusst und möglichst langsam. Dann spüre ich in mich hinein, wie ich den Fuß aufsetze, wie ich den anderen anhebe, wie meine Arme mitschwingen, worauf mein Blick gerichtet ist. Mein Körper ist mein Tempel, heißt es. Er braucht Bewegung, damit es ihm gutgeht. Deshalb gehe ich ab heute so viele Schritte wie nur möglich.

Um mich anzuspornen, kann ich mir ein Fitnessarmband zulegen oder eine App aufs Smartphone laden, die meine Schritte zählt. Jeder Schritt macht mich fitter und lässt mich spüren, dass ich lebe.

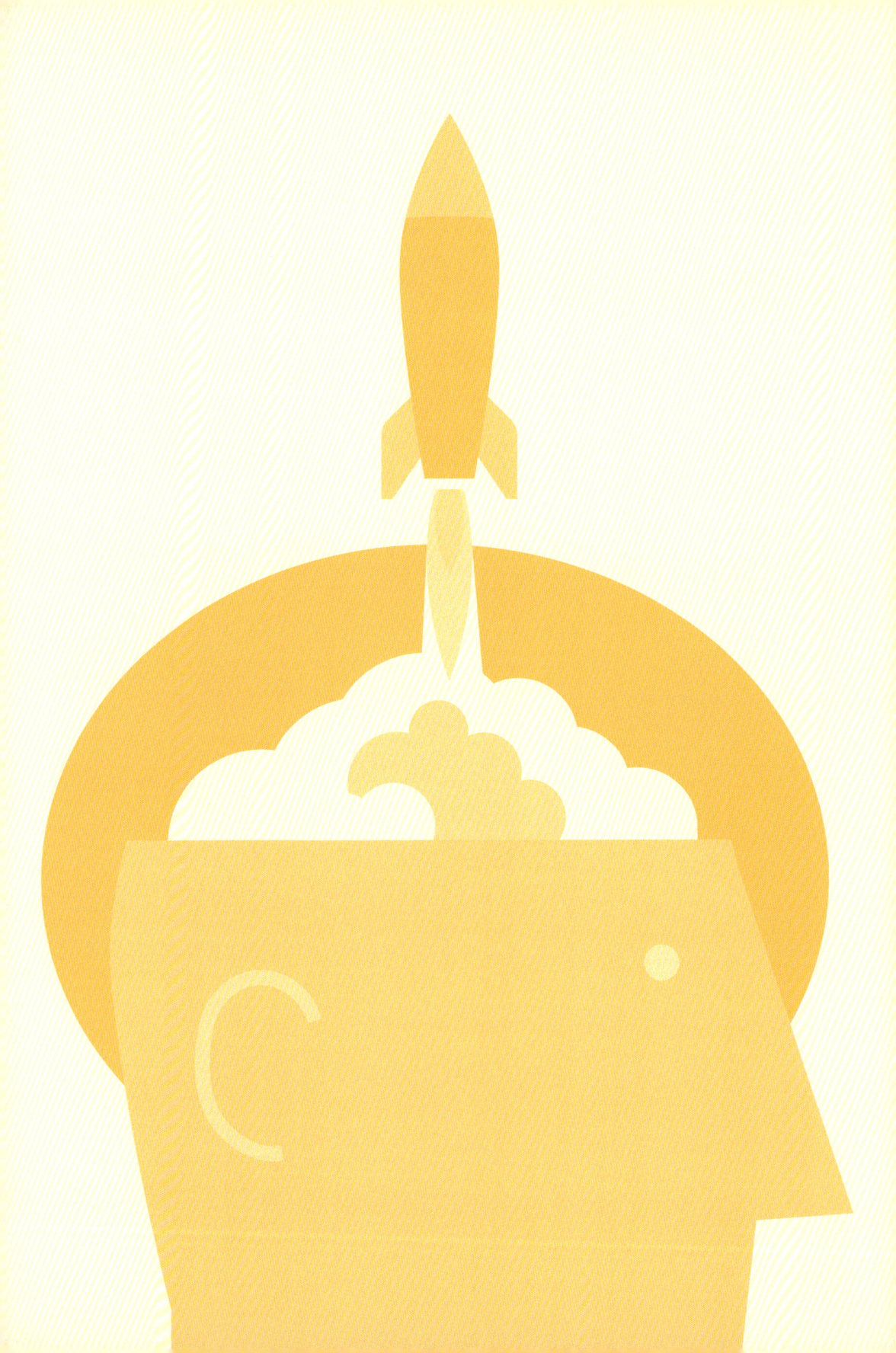

DIE 10-TAGE-NOBELPREIS-METHODE (PLUS 10)

—

Bereit zum Loslegen? Wunderbar. Auf den folgenden Seiten habe ich Ihnen ein kleines, feines aber durchaus effektives 10in2-Programm zusammengestellt. Genießen Sie es! Und wenn Sie damit auf den Geschmack gekommen sind, können Sie gleich nochmal zehn Tage dranhängen, dann haben Sie eine neue Gewohnheit erlernt und 10in2 wird zur Lebens-Selbstverständlichkeit.

MEIN ERSTER EINSER

Ihre 10in2-Zukunft kann schon heute starten, denn Sie essen heute so, wie Sie es die letzten Tage, Monate, Jahrzehnte bereits getan haben. Allerdings: Sie kauen jeden Bissen heute besonders gut. Und: Heute unternehmen Sie zusätzlich eine kleine Wegwerfaktion.

WAAGE-FENG-SHUI

Von der chinesischen Harmonielehre haben Sie vielleicht schon mal gehört. Sie besagt, dass Sie mit der Gestaltung Ihres Umfelds die Energien wieder zum Fließen bringen können. Vor allem Überflüssiges sollte dabei tunlichst aus dem Wohn- und Arbeitsumfeld entfernt werden. Ich empfehle dazu als erstes die Entsorgung der Waage! Ihr Badezimmer (und Sie selbst) werden aus energetischer Sicht wieder richtig durchatmen können.

SCHAU MIR IN DIE AUGEN, KLEINES!

Sie werden sehen, dass es um einiges motivierender ist, seinem Bauch ohne Scheu ins – nun ja – Auge zu blicken, weil Sie sich nicht durch hormonelle Schwankungen irreführen lassen. Und wenn Sie einmal entschieden haben, meiner Philosophie lebenslänglich zu folgen, dann wird Ihnen das Messen mit der Zeit ohnedies gleichgültig werden, so viel kann ich Ihnen versprechen. Bis es so weit ist, denken Sie aber immer daran, dass es um die direkten Folgen geht, die das Übergewicht auf Ihren Körper hat. Insbesondere zu viel Bauchfett ist ein enormer Risikofaktor für Typ-2-Diabetes, Bluthochdruck und andere Beschwerden. Bei der Frage, ob der Bauch zu rund ist, verrät die reine Blickdiagnostik mehr als jede Waage.

Auch eine plötzlich enger anliegende Jeans gibt unmissverständlich Ihren Bauch-Status-Quo preis. Um die Selbstdiagnose erfolgreich zu bewerkstelligen, stellen Sie sich einfach vor einen großen Spiegel. Wenn Ihnen das nicht ausreicht oder Zweifel in der Diagnostik aufkommt, ziehen Sie sich aus und versuchen Sie objektiv festzustellen, ob Sie nackt gut aussehen.

»Es ist nicht wichtig, was Sie zwischen Weihnachten und Dreikönig essen, sondern was Sie zwischen Dreikönig und Weihnachten essen.«

Credo 1: Ich will das, ich kann das, ich schaff das!
Verinnerlichen Sie einfach folgenden Satz am Wegbeginn in Ihr neues, gesundes und lustvol-
les Leben: »Ich mache es mir und meinem Körper leicht und schenke mir ausreichend Schlaf,
moderate Bewegung und angemessene Essenspausen.« Wenn Sie das erst einmal ganz innig
und fest verankert haben, dann haben Sie die wichtigste Vorbereitung erfolgreich bewältigt.
Der Rest stellt sich dann ganz automatisch ein, vertrauen Sie mir.

So bereiten Sie sich innerlich vor: Nutzen Sie Ihren ersten Tag für das Einüben des folgenden 10in2-Credos (zu Deutsch und für nicht-religiöse zukünftige 10in2-Anwender: Glaubenssätze).

BAUCH ODER NICHT-BAUCH?

Frauen bekommen gerne die Bauch-Beine-Po-Polster, über die sie sich zwar ärgern, die aber gesundheitlich nicht so riskant sind. Hier hilft bewegen, bewegen, bewegen – und, relativ neu: Faszientraining mit der Rolle. Das macht jeder Cellulite den Garaus. Bei der apfelförmigen Fettverteilung hilft die Rolle hingegen gar nichts. Diese Art der Speicherfettansammlung findet sich oft bei Männern und bei Frauen in oder nach den Wechseljahren, bei letzteren ist das hormonell bedingt. Der männliche Apfeltyp sieht mit dünnen Ärmchen und dünnen Beinchen zwar ein bisschen wie ein Käfer aus, ist aber nicht unbedingt ein Schwergewicht. Ein Apfelmännchen hat nur ein einziges Problem: Es ist oft gar nicht so einfach, eine Hose anzuziehen! Viele Apfelmänner wählen daher die intellektuelle Matura-(zu Deutsch: Abiturienten-)Methode. Sie bleiben einfach bei der Hosengröße, die sie mit 18 Jahren hatten und lassen den Hosenbund jedes Jahr einen Zentimeter weiter hinunterrutschen. 15 Kilogramm lang bemerken sie so gar nicht, dass sie eine neue Hose brauchen. Ärzte, Apothekerinnen und die Pharmaindustrie würden sich natürlich wünschen, dass die Apfelmännchen eher die Gürtelmethode anwenden. Dazu nimmt der Apfelmann einen stabilen Gürtel und schnürt damit seinen Bauch in zwei Teile. Da kommt dann unten ein kleiner Bauch raus und oben ein größerer. Durch das Verengen der Gefäße steigt der Blutdruck dann noch ein bisschen. Damit müssen übergewichtige Hochdruckpatienten jeden Tag einen Beta-Blocker mehr einwerfen und werden ein bisschen impotent. Dafür können sie aber auch wie eine Presswurst herumlaufen.

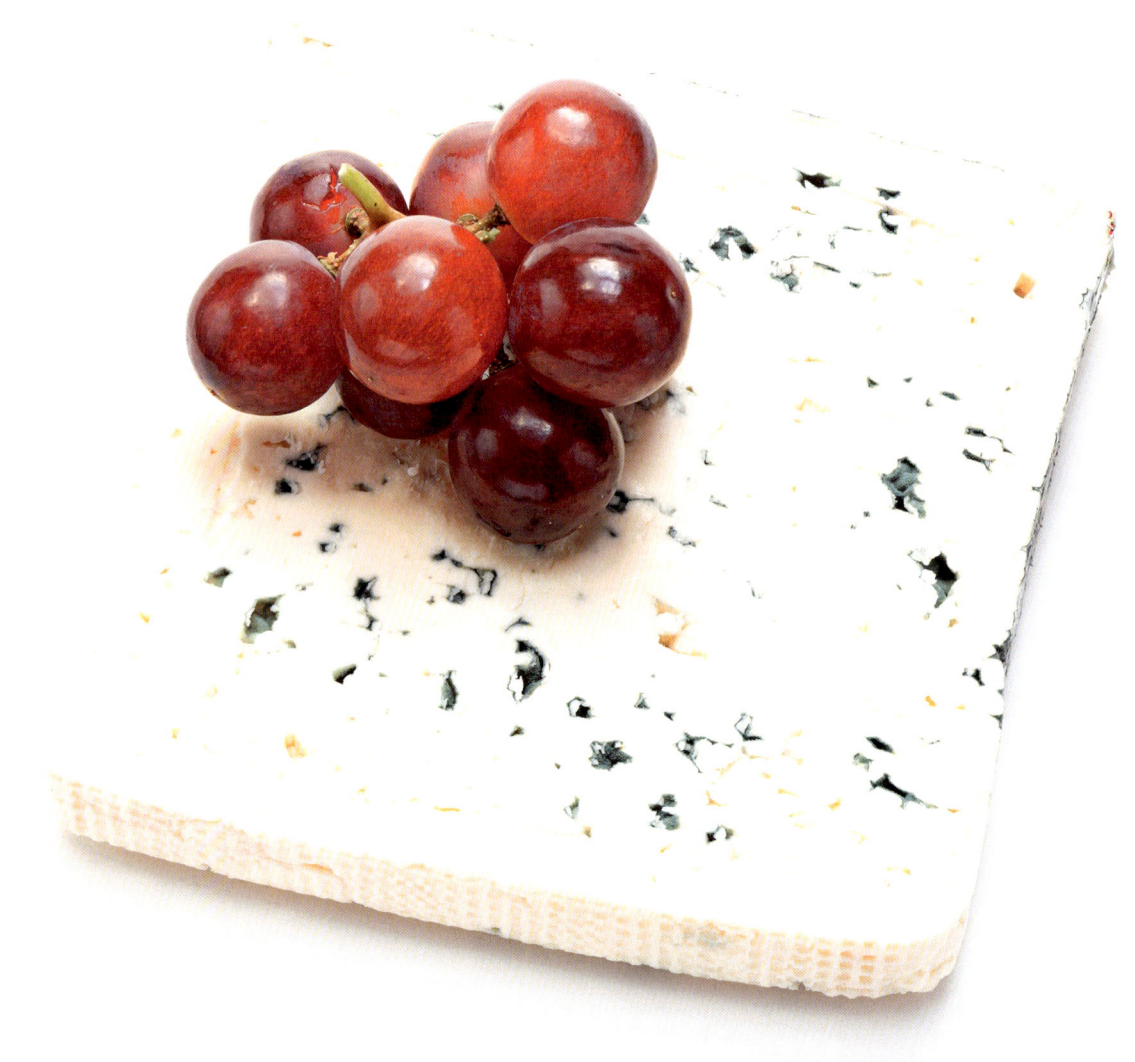

BIRNEN-RUCOLA-SALAT

mit Blauschimmelkäse

Für 1 Portion

Zutaten:

20 g Walnusskerne

2 Scheiben Bacon

1,5 EL dunkler Balsamico-Essig

1 TL Honig

3 EL Olivenöl

Salz, Pfeffer aus der Mühle

1 Handvoll Rucola

½ rote Zwiebel

½ reife Birne

200 g Blauschimmelkäse

So geht's

1 Nüsse grob hacken und in einer Pfanne ohne Fett goldbraun rösten. Auf einem Teller auskühlen lassen. Bacon in einer heißen beschichteten Pfanne bei mittlerer Hitze unter Wenden knusprig braten und auf Küchenpapier entfetten.

2 Für die Vinaigrette Essig und Honig in einer Schüssel verrühren. Öl unterrrühren. Mit Salz und Pfeffer abschmecken. Salat putzen, waschen, trocken schleudern und bei Bedarf klein schneiden.

3 Zwiebel abziehen und in feine Ringe hobeln. Birne waschen, abtrocknen und vierteln. Kerngehäuse entfernen, Viertel in dünne Spalten schneiden.

4 Kase zerbröseln, Speck in grobe Stücke brechen. Salat, Zwiebel, Birne und Nüsse in einer Schüssel vermengen. Auf Tellern anrichten. Speck und Käse darauf verteilen. Den Salat mit der Vinaigrette beträufeln.

MEIN ERSTER NULLER

H eute geht es endlich los! Auch wenn Ihnen der erste Tag, an dem Sie nichts essen, vielleicht nicht so leichtfallen wird, wie gewünscht – lassen Sie sich jetzt auf das Abenteuer 10in2 ein. Überwinden Sie Ihre inneren Widerstände und alle anderen Schweinehunde gegen Veränderungen in Ihrem Leben: Das klappt, wenn Sie sich ganz sicher sind, dass Sie Ihr Leben künftig in eine neue, frische Richtung lenken wollen! Vielleicht haben Sie ja auch schon mit Intervallfasten-Perioden herumexperimentiert und wissen jetzt, dass Sie mit dem Essen pausieren können, wenn Sie es wollen.

DAS WIRD EIN TOLLER TAG

Freuen Sie sich am Nicht-Ess-Tag auf das viele Wasser und den Tee und den schwarzen Kaffee, die Sie heute trinken dürfen und die Ihnen dabei helfen, Hungergefühle zu stillen. Durch den Kaffee schieben Sie die Autophagie gleich noch einmal extra an. Was auch noch schön ist, ist die viele freie Zeit, die auf Sie wartet, weil Sie nichts essen und kochen müssen und das eingesparte Geld! Machen Sie in den Zeiträumen, die Ihnen heute zur Verfügung stehen doch einfach mal etwas, worauf Sie Lust und sonst eben keine Zeit haben: zehn Minuten Yoga oder vielleicht den Atem zählen, zehn Seiten zwischendurch in Ihrem Krimi lesen, ein Bild anfangen zu malen, eine Bucket-Liste schreiben, auf was Sie in diesem Leben noch so alles Lust haben … Tun Sie in Ihren Essenspausen, was Ihnen Spaß macht und was Ihnen guttut.

Und: Sie müssen keine Angst vor Hunger haben! Sobald Sie sich am Nicht-Ess-Tag abends zum Schlafen legen, bedient sich Ihr Körper in der Nacht an Ihren Fettreserven und Sie wachen satt und zufrieden auf. (Freuen Sie sich trotzdem ruhig auf das Frühstück!) Und sollten Sie untertags doch einmal sehr hungrig sein, dann gehen Sie spazieren, laufen drei Stockwerke Treppen hinauf oder setzen sich aufs Rad. Insofern ist es auch praktisch, den ersten Nicht-Ess-Tag auf ein Wochenende zu legen.

Sollten Sie Magenschmerzen haben, im Fachjargon Nüchternschmerz genannt, könnte das vielleicht ein Hinweis auf ein Magengeschwür sein. In diesem Fall sollten Sie unbedingt Ihren Arzt aufsuchen.

NULL-KOMMA-NULL-KALORIEN & ERSTE HILFE

- So geht es los: Morgens nach dem Aufstehen empfiehlt es sich, den Tag mit dem Genuss von einem viertel bis halben Liter warmen oder heißen Wasser zu beginnen. Im indischen Ayurveda kocht man das Wasser sogar ein paar Minuten lang, so verbessert sich sein Geschmack und es stillt noch besser aufkommende Hungergefühle. Probieren Sie es, es ist sehr gesund (sagen die alten Inder). Falls Sie Kaffee oder Tee trinken wollen, wissen Sie ja, dass Sie die Getränke heute pur genießen. Ihr Körper kann Hungern sehr gut verkraften, wenn Sie ihm genügend zu trinken geben! Außerdem beschenken Sie ihn ja reich durch Ihre Reserven.

- Trinken Sie untertags bevorzugt Wasser und verzichten Sie auf jede Form von Light- und Heavy-Getränken oder flüssige Nahrung (wie zum Beispiel Molke oder Säfte oder Smoothies). Der Autophagie-Effekt von 10in2 wird dadurch sonst unterbrochen. Ihr Bestreben am Nuller muss es sein, ohne Kalorien auszukommen.

- Abends können Sie Tee (empfehlenswert: frisch geschnittenen Ingwer mit heißem Wasser überbrühen und fünf Minuten ziehen lassen), Gemüsebrühe (am besten ein Fond oder eine selbst gemachte Brühe mit frischem Gemüse) zu sich nehmen. Der Nicht-Ess-Tag endet mit dem Morgen des Ess-Tages. Widerstehen Sie der Versuchung, den Ess-Tag schon um 00.05 Uhr zu beginnen!

- Bei kalten Füßen hilft eine Fußmassage, ein Spaziergang, warme Socken, warmer Tee oder ein heißes Bad.

- Bei Kopfschmerzen hilft eine ausreichende Flüssigkeitszufuhr und auch ein kurzer Mittagsschlaf.

- Bei Kreislaufproblemen hilft – ja, ebenfalls viel trinken und ein Spaziergang an der frischen Luft.

Credo 2: Halten Sie sich besonders zu Beginn an die Spielregeln
Tun Sie sich selbst etwas Gutes, wenn Sie mit 10in2 anfangen und halten Sie sich ganz genau an die Spielregeln: Essen Sie am Einser, was Sie möchten und das, bis Sie angenehm satt sind. Und am Nuller essen Sie eben nichts und sind möglichst viel am Tag in Bewegung, vor allem, wenn der Hunger kommt. Zusätzlich gilt: Trinken, trinken, trinken. Und zwar Wasser beziehungsweise »Nullkaloriengetränke« und sonst nichts. Ihr Ziel am Nuller muss sein, dass Sie keine Energie (Kalorien) zu sich nehmen.

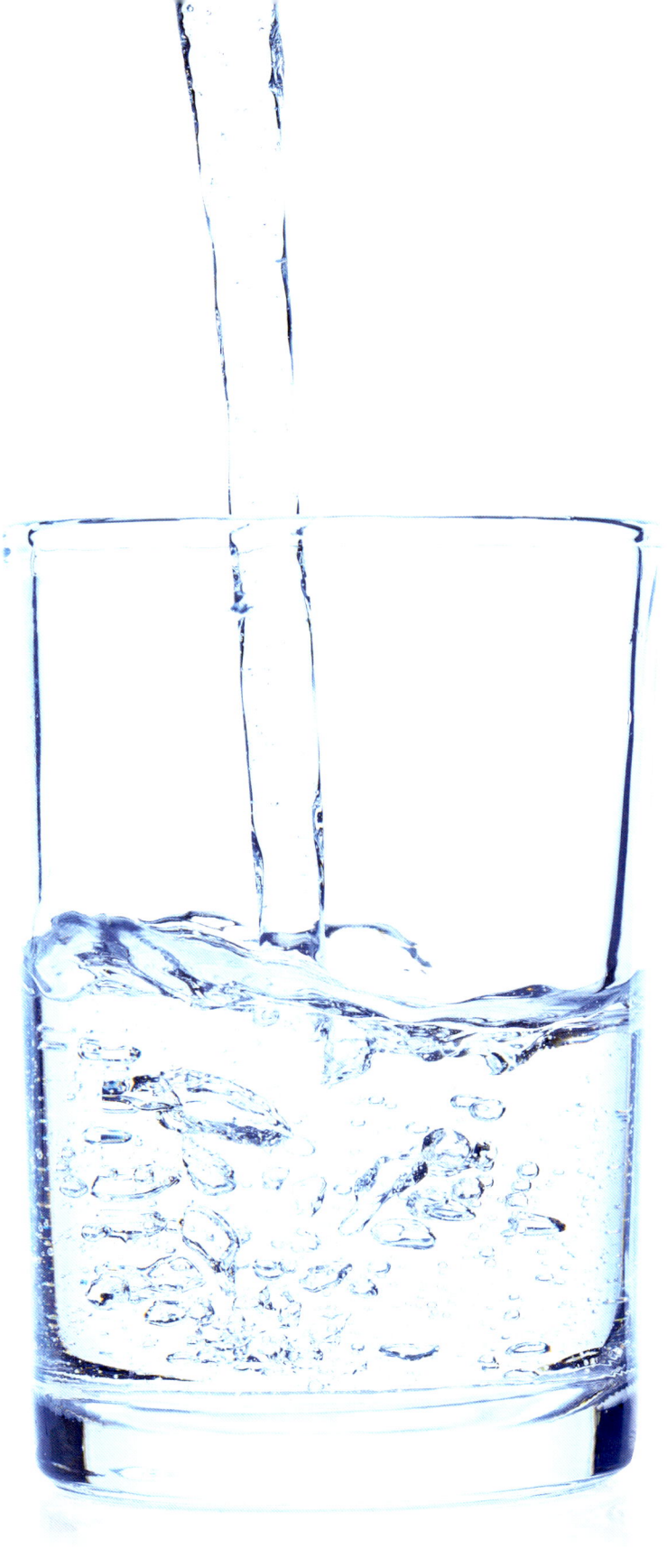

NUDGE 5 –
Viel trinken!

Wasser enthält null Kalorien. Wenn es kalt ist, erhöht sich der Kalorien-verbrauch im Körper, da so die Wärmeproduktion angeregt wird. Da-durch werden Fettreserven abgebaut. Außerdem füllt Wasser den Magen und wirkt als Appetitbremse.

Stellen Sie sich morgens, noch bevor Sie den Rechner hochfahren, ein Glas und eine Flasche Wasser auf den Tisch. So vergessen Sie nicht zu trinken! Und es kommt erst mal nicht so schnell ein Hungergefühl auf. Außerdem benötigen Sie ausreichend Flüssigkeit (Wasser, ungesüßte Tees, Kaffee ohne Milch) für Ihre Leistungsfähigkeit und Konzentration. Ausreichend trinken hilft IMMER dabei, den Abnehmerfolg effizient zu beschleunigen. Gute Helfer sind auch Tees – vor allem Grüntee –, wenn es darum geht, ein Zwischen-Leistungstief zu überwinden oder eine kleine Heißhungerattacke zu überbrücken.

MEIN ZWEITER EINSER

Heute freuen Sie sich bestimmt schon sehr auf Ihr Frühstück. Vielleicht haben Sie sich gestern Abend vor dem Einschlafen bereits überlegt, was Sie sich heute früh gönnen wollen? Das ist wunderbar! Essen Sie heute wie gewohnt oder probieren Sie etwas Neues aus. Vielleicht ein Rezept mit einem spermidinhaltigen Lebensmittel? Dann bleibt Ihr Körper im Fastenmodus und wird gleichzeitig gut versorgt. Versuchen Sie heute doch mal – nachdem Sie jetzt wirklich 36 Stunden noch mehr Charakterstärke bewiesen als sonst –, andere Menschen für Ihre Lebensweise zu begeistern, zum Beispiel Ihren Partner.

MACH DOCH MIT!

Gerade wenn Ihr Partner oder Ihre Partnerin durch gelegentlich selbstkritische Anmerkungen auffällt, wie: »Mir passt die Jeans vom letzten Sommer nicht mehr!« Oder: »Mann, hab ich zugelegt.« Dann tut ihm oder ihr das 10in2-Programm auf jeden Fall gut. Außerdem: Gemeinsam geht′s gleich noch viel leichter! Vor allem Mütter mit dem Sommerhosenproblem, die im worst case drei Mal täglich in der Küche stehen, um Ihren Liebsten eine frisch zubereitete Mahlzeit zu kredenzen, profitieren ungemein davon, wenn alle mitziehen. Falls die Kinder noch zu klein sind, zum Mitmachen: Einfach für Ihre Nuller-Tage vorkochen, einfrieren und portionsweise auftauen und dabei viele große Gläser Wasser trinken. Wenn Sie vor dem Essenzubereiten etwas Sport gemacht haben, dann haben Sie eh keinen Hunger mehr.

FÜHREN SIE EIN ERNÄHRUNGSTAGEBUCH

»Je kleiner die Ziele, desto größer ist die Wahrscheinlichkeit, dass Sie die Änderung auch wirklich durchziehen.«

Heute können Sie sich auch einmal der Frage widmen, ob Sie so weiter essen und trinken wollen wie bisher oder ob Sie auch etwas verbessern wollen. Bevor Sie sich entscheiden, was Sie für sich tun können, geht es erst mal um eine Ist-Zustand-Analyse. Hierfür ist ein Ernährungstagebuch ideal und kann zu Ihrem persönlichen Anstupser werden, auch den Essrhythmus an den Ess-Tagen und die Zubereitung Ihrer Mahlzeiten und Getränke zu überdenken.

- Gewöhnen Sie sich dazu an, ein kleines Notizbuch und einen Stift mit sich herumzutragen und jede Mahlzeit und jedes kalorienhaltige Getränk (zum Beispiel Kaffee mit Milch, Tee mit Zucker, Smoothies, Saftschorlen) gleich zu notieren. Man möchte gar nicht glauben, was man alles vergisst, beziehungsweise eher verdrängt von den Dingen, die man sich den ganzen Tag so in den Mund stopft.

- Sie nehmen sich für jeden Tag eine Seite oder zwei Seiten in Ihrem Notizbuch vor. Besorgen Sie sich Stifte in vier Farben, zum Beispiel rot (Kohlenhydrate), grün (Gemüse, Salat) und hellblau (Eiweiß), schwarz (Eintragungen).
  Tragen Sie dann nacheinander ein:
  - Uhrzeit
  - Essen (Zutaten und Menge, grob über den Dauemn gepeilt)
  - Trinken (Menge, Zutaten)
  - Wo und wie habe ich gegessen?
  - Wie habe ich mich gefühlt?

- Sie protokollieren täglich (Zeitaufwand etwa zwei Minuten) und eine Woche lang alles, was Sie essen. Wenn Sie Ihre Notizen anschließend auswerten, sehen Sie deutlich, was Ihnen fehlt oder wo es zu viel ist. So sehen Sie auf einen Blick, ob Sie beispielsweise doch etwas häufiger Süßes naschen und ob Sie wirklich genug frisches Gemüse und Obst verzehren. So können Sie sich bewusst für gesündere Lebensmittel entscheiden und Ihren Ernährungsstil schrittweise ausgewogen gestalten.

- Alles, was Sie in Ihrem Buch notiert haben, schauen Sie sich danach gut an. Ändern Sie als Erstes, was für Sie am einfachsten ist. Zum Beispiel: Ich lasse den Zucker in meinem Kaffee weg.

Credo 3: Es macht nichts, wenn Ihre Umwelt 10in2 nicht versteht

Seien Sie nicht überrascht, wenn man Sie – sobald Sie anderen davon berichten, dass Sie ab sofort nach der 10in2-Lebensphilosophie leben – mit folgender Frage konfrontiert: »Aber bitte, das kann ja nicht gesund sein, das ist sicher gefährlich!« Auf derlei Diskussionen brauchen Sie sich gar nicht erst einzulassen. Gewöhnen Sie sich einfach an, selbstbewusst mit einem kurzen: »Ob Abnehmen gefährlich ist? Nein, wie kommst du darauf? Aber Übergewicht – das ist gefährlich«, zu antworten.

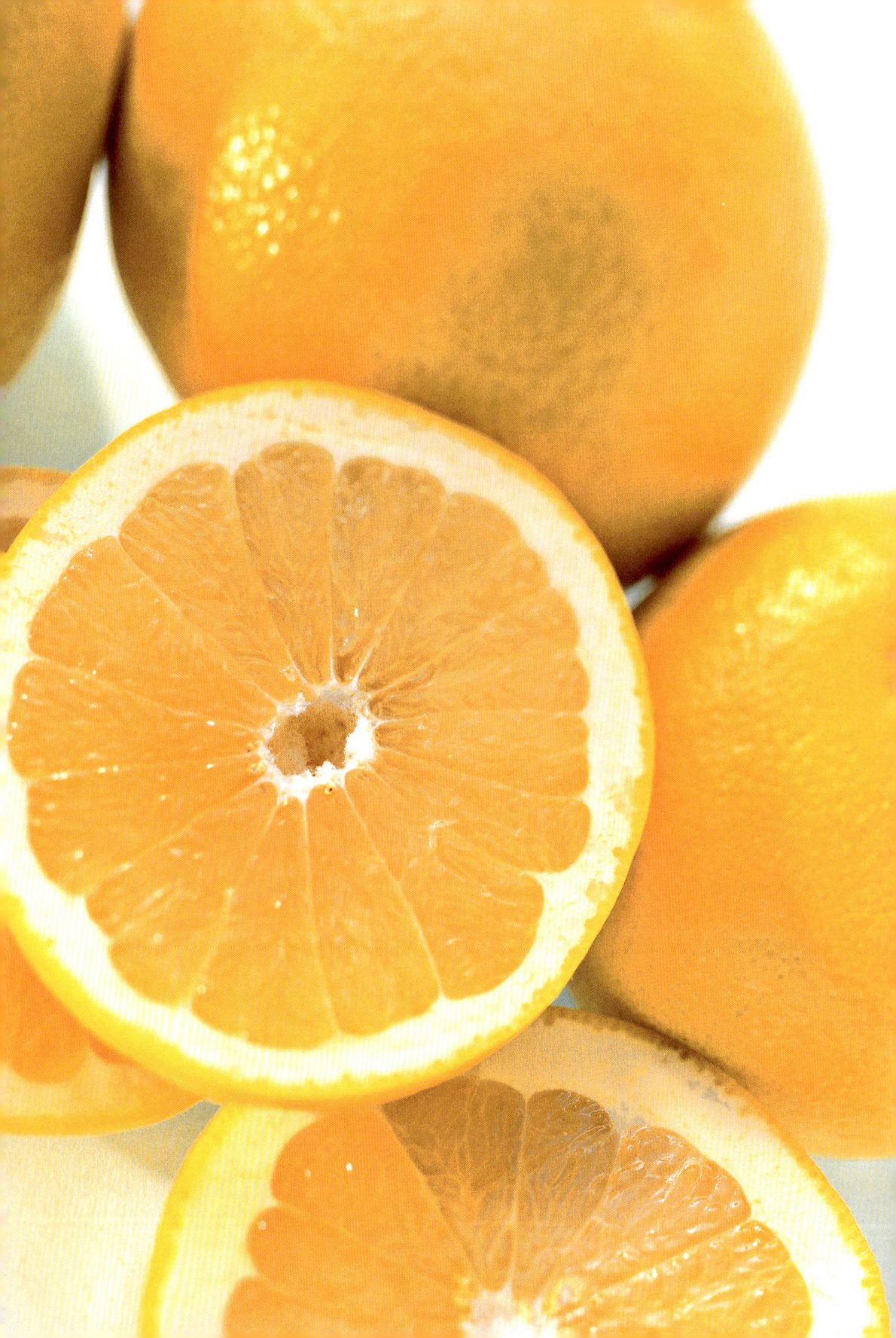

GRAPEFRUIT-ORANGEN-SALAT

Für 1 Portion

Zutaten:
½ rosa Grapefruit
1 kleine Orange
1 kleiner Zweig Rosmarin
1 TL Honig
50 g Magerquark
150 g Joghurt (1,5 % Fett)

So geht's

1 Die Grapefruit und die Orange so schälen, dass die weiße Haut mit entfernt wird. Die Orange halbieren. Die Fruchtfilets von der Grapefruit und ½ Orange zwischen den Trennhäuten herausschneiden, dabei den Saft in einer Schüssel auffangen. Filets in ein hohes Glas oder auf einen Teller geben.

2 Die zweite Orangehälfte auspressen. Rosmarin waschen, trockenschütteln, Nadeln abzupfen und fein hacken.

3 Rosmarin mit Orangensaft, aufgefangenem Orangen- und Grapefruitsaft sowie dem Honig in einen kleinen Topf geben und etwa 1 Minute bei kleiner Hitze köcheln lassen. Den Sud abkühlen lassen.

4 Quark und Joghurt in eine Schüssel geben. Den kalten Rosmarinsud unterrühren, über den Grapefruit-Orangen-Salat verteilen und genießen.

MEIN ZWEITER NULLER

An Ihrem zweiten Nicht-Ess-Tag möchte ich Sie gerne mit dem Thema Muskel-Coaching vertraut machen. Sie werden sehen, wie gut es sich anfühlt, sich in Bewegung zu setzen, wenn der Hunger kommt. Denn wenn Bewegung kommt, geht der Hunger. Probieren Sie es aus!

BEWEGUNG MACHT DEM HUNGER BEINE

Wenn Bauch, Beine und Po umfangreicher als gewünscht sind, ist es blöderweise nicht so einfach, sie zu schmälern. Deshalb ist es gleich von Anfang an wichtig, dass Sie Ihre Muskeln auf eine intensive Fettverbrennung umcoachen. Ihre Muskeln sind Ihre engsten Verbündeten in Sachen Abnehmerfolg, ohne sie wird es auf jeden Fall schwierig. Denn die Muskelzellen verfügen über ein tolles Hybridsystem. Sie können immer von zwei Hauptnährstoffen leben: Von Zucker (in seiner Speicherform Glykogen oder aus der Nahrung) und von Fett (in seiner Speicherform am Bauch). Dem Muskel ist es grundsätzlich egal, womit er versorgt wird. Wenn Sie sich zu wenig bewegen, brauchen Ihre Muskeln jahrein und jahraus kein Fett, da sie gut mit dem Zucker auskommen.

»Merke: Bewegung muss nicht immer Sport sein!«

GIB DEN MUSKELN FETT

In unserer Alltagsernährung gibt es genug Zucker – wissenschaftlich unter dem Begriff Kohlenhydrate zusammengefasst –, um den Speicher in der Leber immer wieder aufzufüllen. Sie bekommen Kohlenhydrate in Form von reinem Zucker, süßen Früchten, Honig, Agavensirup (ja, auch pflanzliche Süßstoffe sind zuckerreich) und auch Nudeln, Brot oder Kartoffeln. Die Allgegenwart von diesen Zuckern ist einerseits ein Segen, weil alles besser schmeckt, aber auch Fluch: So wird die Muskulatur immer ordentlich versorgt und muss sich nie über das Fett im Körper hermachen. Zudem halten sich die Muskelzellen an das Naturgesetz: »If you don't use it, you'll loose it.« – »Wenn du sie nichts machen lässt, verabschieden sie sich.« Deshalb müssen Sie es irgendwie bewerkstelligen, Ihre Muskeln so zu coachen, dass sie sich aus den Fettreserven versorgen.

DER TRICK: MAGERMASSEN-MANAGEMENT

Jetzt kommt gleich noch eine schlechte Nachricht obendrauf. Mit zunehmendem Alter ändert sich hormonell bedingt die Körperzusammensetzung, das ist ein natürlicher Prozess. Muskeln und Knochen machen dabei die sogenannte Magermasse aus. Speicherfett gehört zur trägen Masse und belastet die Gelenke, die Organe und mitunter die gute Laune. Wir schleppen also dauernd Reserven mit uns herum, obwohl wir sie nie brauchen. Unser Ziel ist daher ein Magermassen-Management (engl.: Lean Body Mass Management). Es geht um eine Neukomposition des Körpers mit mehr fettfreier Körpermasse.

DIE KOMBINATION MACHT'S

Nach neueren Erkenntnissen ist es keineswegs egal, ob Sie sich hungrig oder satt in Bewegung setzen. Wenn Sie gut gesättigt laufen, ist in etwa erst nach dem sechsten zurückgelegten Kilometer Ihr Zuckerspeicher leer. Von da an greifen die Muskelzellen aufs Fett zu. Wenn Sie aber weniger laufen und sich sonst auch nicht bewegen, haben Sie mit einem erfrischenden Seidl Bier (einer Halben) danach Ihren Kalorienverbrauch wieder ausgeglichen. Das heißt, alles war für die Katz'!

Ideal für Ihre Fettverbrennung ist ein Krafttraining für den Muskelaufbau, das kann man auch zu Hause ohne Geräte machen. Hier für den Einstieg zwei Muskelübungen, die den ganzen Körper und die Bauchmuskulatur stärken:

- *Liegestütz*: Hier ruht das Gewicht auf den Händen und Zehen. Die Hände sind unter den Schultern, die Finger zeigen nach vorne. Spannen Sie Bauch und Gesäßmuskeln an und lassen Sie mit dem Einatmen den Oberkörper langsam bis kurz vor dem Boden sinken, indem Sie Ihre Arme beugen. Mit dem Ausatmen drücken Sie sich wieder hoch, bis die Arme fast gestreckt sind. 5- bis 10-mal wiederholen.

- *Criss-Cross*: Legen Sie sich auf dem Teppich oder einer Übungsmatte auf den Rücken und stellen beide Beine im rechten Winkel an. Strecken Sie dann beide Arme nach hinten aus. Heben Sie jetzt den Oberkörper und den Kopf und führen den rechten Arme nach vorne. Gleichzeitig ziehen Sie ihr linkes Bein an und berühren mit der rechten Handoberfläche das Knie außen. Dann strecken Sie das Bein wieder durch und gehen langsam in die Ausgangshaltung zurück. Wechseln Sie die Seite. Pro Seite 5- bis 10-mal wiederholen.

Schlauer ist es, sich im Alltag mehr zu bewegen. Leisten Sie sich einen Schrittzähler, das motiviert. Putzen Sie die Fenster, schleppen Sie Getränkekisten und misten Sie Ihren Keller aus. Verbrennt alles Kalorien!

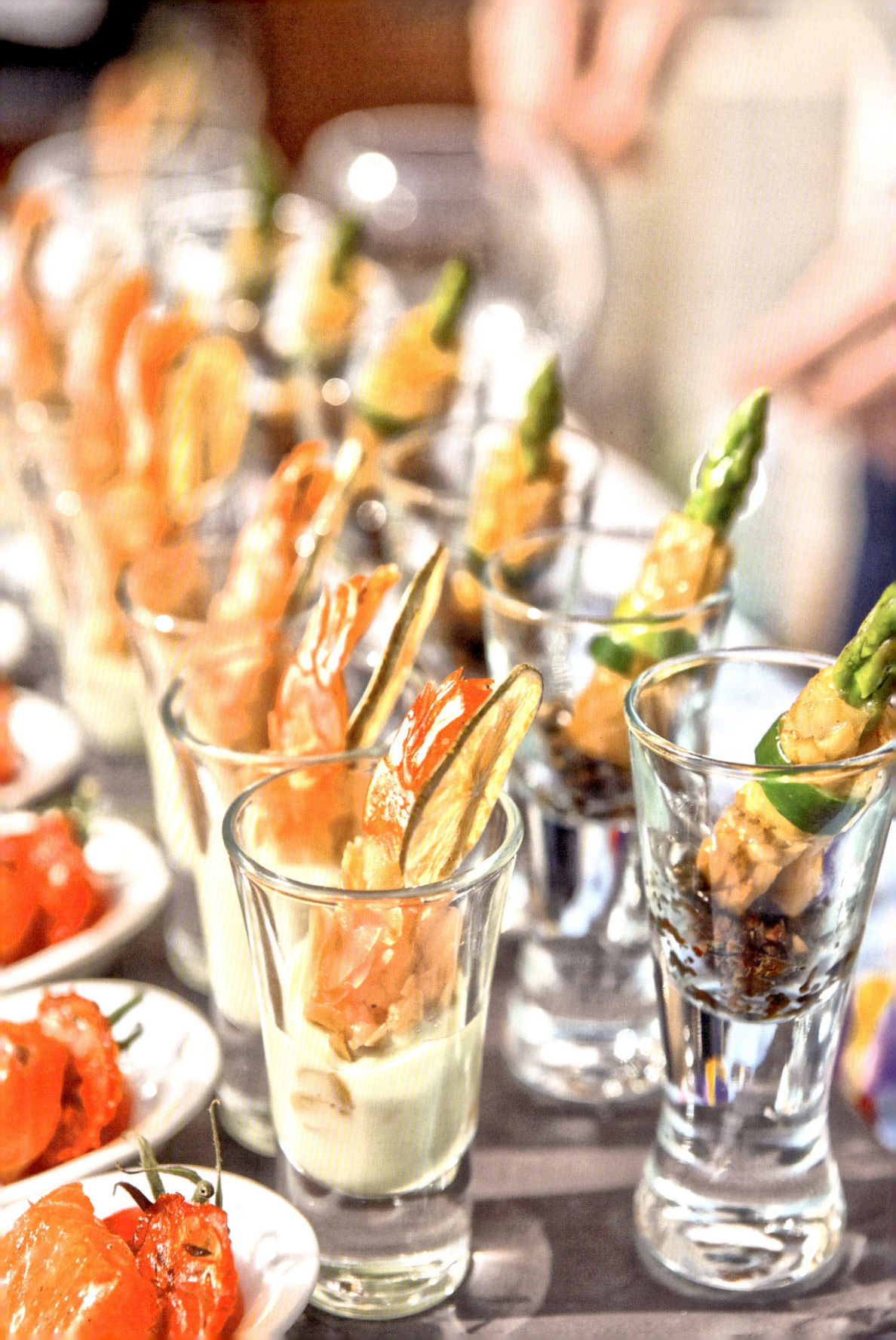

NUDGE 6 –
10in2 geht auch im Urlaub!

Ich gehe im Urlaub immer gerne in ein ganz bestimmtes Hotel mit einer fantastischen Küche und ausgezeichneten Köchen. Im Gepäck habe ich meine Vorfreude und mein 10in2-System. Warum? Vor Jahren musste ich einmal in der Jogginghose nach Hause fahren, da mir meine Jeans nach fünf Tagen Genuss und Völlerei nicht mehr passte, obwohl ich jeden Tag Sport gemacht hatte.

Deshalb bleibe ich mir in den Ferien auch treu und genieße an meinen Ess-Tagen, – vom Frühstück angefangen bis zum Abendessen – alle meine Speisen. Und wenn ich Verlangen nach einem Eis habe, esse ich auch eins. Allein der Gedanke, dass ich das an meinen Ess-Tagen machen kann, ist eine Freude. Und an den Nuller-Tagen esse ich nichts und genieße mein Wasser und meine Tees, mache Sport und lese viel. So ist der Urlaub auch auf der Heimreise noch eine Freude und der nächste kann kommen.

MEIN DRITTER EINSER

So schnell geht das! Heute ist bereits Ihr fünfter Tag auf dem Weg in Ihr neues Leben! Sie waren richtig gut. Lassen Sie Ihren inneren Schweinehund schön in seiner Hundehütte sitzen und sich langweilen. Glauben Sie weiter daran, dass Sie es schaffen können, 10in2 in Ihr Leben zu bringen. Glauben Sie an sich und dieses unschlagbare System, wenn es um Ihre Gesundheit, Ihr Wohlfühlgewicht und Ihr gutes Aussehen geht (von der besseren Laune ganz zu schweigen, wenn Sie sich im Spiegel anschauen)! Ein Lieblingsessen wird Ihnen den heutigen Tag bestimmt verschönern. Guten Appetit! Zusätzlich zeige ich Ihnen heute, was man unter einer bedürfnisgerechten Ernährung versteht.

WAS IST BEDARFSGERECHTE NAHRUNG?

Mit dem 10in2-Programm werden Sie die Erfahrung machen, dass sich Ihr Essbedürfnis automatisch in eine gesündere Richtung entwickeln wird. Ihr Körper ist nämlich ein wahres Wunderding und kann sich schnell an ihm angenehme Situationen anpassen. Das ist auch der Grund, warum Sie Ihren Körper und seine Bedürfnisse nie mehr ignorieren sollten. Sie dürfen künftig darauf vertrauen, dass er Ihnen sagt, was er wirklich braucht und was nicht. Geben Sie ihm lediglich ein wenig Zeit, sich von all dem zu erholen, was Sie ihm unter Umständen in den letzten Jahren angetan haben.

»Verbote sind beim Essen ganz streng verboten!«

Sollten Sie 10in2 mit einer Ernährungsumstellung oder einer bestimmten Diät kombinieren wollen, möchte ich Sie an dieser Stelle auf ein paar psychologische Tücken aufmerksam machen. Denn eine bedarfsgerechte Ernährung mit abgezählten Kohlenhydraten, Fetten und Eiweiß funktioniert nicht. Wir brauchen heute eine bedürfnisgerechte Ernährung, also eine Ernährungsweise, die Ihre individuellen Bedürfnisse deckt. Und die sind bei jedem bekanntlich anders. Von allen Verboten, die in Ernährungsdingen in den letzten 30 bis 40 Jahren ausgesprochen wurden, hat sich nur ein Verbot als sinnvoll gehalten: Mit einer Gruppe übergewichtiger Teilnehmer machte mein guter Freund, der Ernährungswissenschaftler Volker Pudel (†), eine Studie mithilfe von Ess- und Trinkprotokollen. Der Grundgedanke: Wer zu viele Kilos auf die Waage bringt, ist nicht an Ernährung interessiert. Er ist nur an Essen interessiert. Und das kann jeder. Die Studienteilnehmer sollten nun eine Woche lang alles essen und trinken, was sie wollten und das aufschreiben. Natürlich waren auch Teilnehmer darunter, die für ihr Leben gerne Schokolade verputzten. Glauben Sie mir, dass diese auch die Schokolade in ihr Essprotokoll schrieben? Natürlich! Ihnen wurde ja nichts verboten. Das heißt: Nur das Nicht-Verbieten bringt uns auf den rechten Weg, sobald Verbote ausgesprochen werden, beginnt die Schummelei.

ALLES ERLAUBT!

Manche Ernährungsberater haben panische Angst davor, die Leute das essen zu lassen, was sie wollen. Sie glauben, die Welt würde dann untergehen. Früher kannte man in der Ernährungstherapie das Prinzip der Gegenregulation nicht und verbot beispielsweise Übergewichtigen oder Risikopatienten Schokolade mit dem Argument, ansonsten nichts ändern zu müssen. Was ist passiert? Für die Patienten wurde die Schokolade zur neuen Todsünde.

Möglicherweise würden Sie es ja mit einem solchen Verbot drei Wochen lang schaffen, nicht einmal an einem Schokokeks zu schnuppern. Ihr Leben würde sich in dieser Zeit allerdings dramatisch verändern. Sie würden feststellen, dass die Marketingleute von Schokoladenherstellern dreimal öfter Werbung für Schokolade als früher schalten würden. Und dann würden Sie aller Wahrscheinlichkeit jeden Eis- oder Schokoladen- oder Pralinenesser hassen, auch ein unschuldiges Kindlein, das an der Kasse gerade sein Leckerli auspackt. Das Kind darf, und ich darf nicht! Neid bekommt völlig neue Dimensionen!

WARUM STRENGE REGELN NICHT FUNKTIONIEREN

Strenge Regeln sind in Ernährungsdingen aus medizinischer Sicht wahrscheinlich vernünftig, aus psychologischer Sicht jedoch mit Sicherheit unbrauchbar. Ein kleiner Regelverstoß und Sie wissen: Der Plan ist gescheitert. Ich bin ein Versager. Jetzt ist es auch schon schnuppe. Und der Genuss kennt keine Grenzen … Vielleicht haben Sie dieses Phänomen bei dem Versuch, sich selbst strengstens Zigaretten, Alkohol oder Süßigkeiten zu verbieten, ebenfalls schon erlebt. Rigide (strenge) Kontrolle und bedarfsgerechte Ernährung funktionieren daher nicht. Was funktioniert ist flexible Kontrolle und bedürfnisgerechtes Essen. Denn woran denken Sie den ganzen Tag, wenn Sie keine Schokolade essen dürfen? – Eben.

Manche Therapeuten haben zu diesem Thema einen noch tolleren Tipp auf Lager: »Wenn Sie Gewichtsprobleme haben, dann hören Sie doch einfach auf, Schokolade zu wollen! Am besten, Sie denken gar nicht mehr daran!«

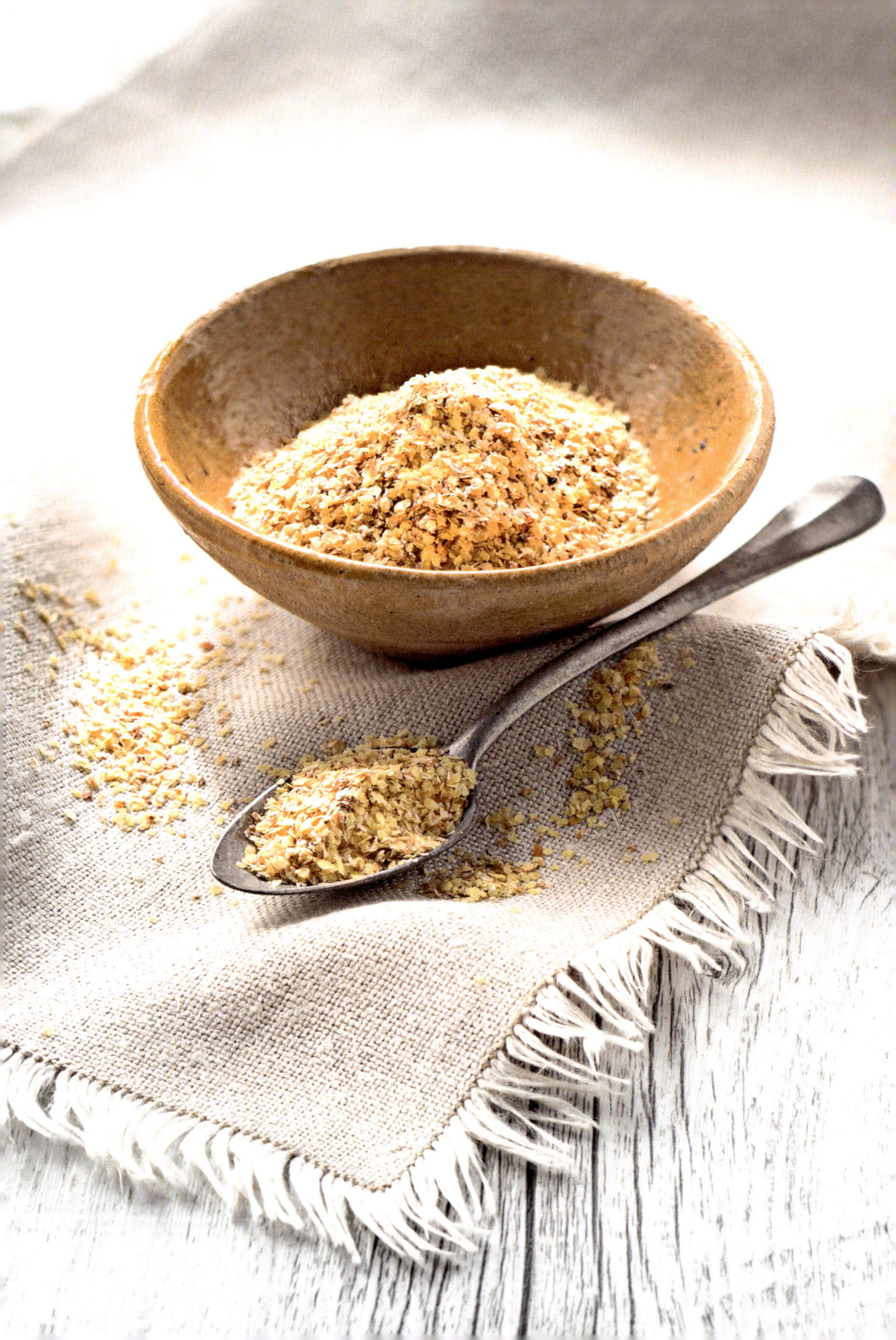

WEIZENKEIM-MÜSLI

mit Beeren

Für 1 Portion

Zutaten:

1 EL Pinienkerne

½ Mango

150 g Naturjoghurt (1,5 % Fett)

1 EL Ahornsirup oder Honig

2 EL Weizenkeime

3 EL Dinkelflocken

eine Handvoll Blaubeeren,
Johannisbeeren oder andere
Beeren nach Belieben

So geht's

1 Die Pinienkerne in einer heißen Pfanne ohne Fett rösten, bis sie duften. Die Mango schälen, das Fruchtfleisch vom Kern abschneiden und nicht zu klein würfeln.

2 In einer Schüssel den Joghurt mit Ahornsirup oder Honig und Weizenkeimen vermischen. Mit Mangowürfeln, Pinienkernen und Dinkelflocken mischen und die gewaschenen Beeren vorsichtig unterheben.

Natürlich kann man das Müsli mit jedem Obst seiner Wahl zubereiten. Statt der Pinienkerne schmecken auch Sesamsamen oder gebrochene Walnüsse oder Mandeln.

MEIN DRITTER NULLER

Die erste Woche ist bald um und der heutige dritte Nicht-Ess-Tag wird Ihnen bestimmt schon etwas leichter fallen. Übrigens: Falls Sie merken, dass Ihnen an diesen Fastentagen schneller kalt wird, trinken Sie einen heißen Tee oder ein anderes kalorienfreies heißes Getränk, das Ihnen schnell eine wohlige Wärme verschafft. Und sorgen Sie für warme Füße. Heute haben Sie durch das Nicht-einkaufen, Nicht-kochen und Nicht-essenmüssen wieder viel mehr Zeit. Daher beschäftigen wir uns nun mit dem Thema alkoholische Getränke am Nuller.

EIN GLÄSCHEN IN EHREN AM NULLER?

Die gute Nachricht vorab: Bestimmte alkoholische Getränke, wie etwa Wein, sind eines der wenigen, wissenschaftlich verbürgten Anti-Aging-Mittel. Weniger überraschend ist dabei wohl, dass es sich beim Genuss derselben um eine extreme Dosierungsfrage handelt, da mindestens fünf unserer Organe eher empfindlich auf Alkohol reagieren. Bedenken Sie, dass Wein, Bier & Co. nicht als Durstlöscher, sondern immer nur als Genussmittel dienen sollten. Und wenn Sie alkoholische Getränke nicht mögen, dann nehmen Sie an Ihren Ess-Tagen einfach mehr Anti-Aging-Gemüse, -Obst und -Kräuter zu sich.

Bei einem ständigen Zuviel von Alkohol wird auf jeden Fall das Gehirn langsam aber stetig zerstört, und Sie merken es noch nicht einmal. Trotzdem macht es sicher keinen Spaß.

Alkohol trägt außerdem dazu bei, Ihre Bauchspeicheldrüse und damit die Insulinproduktion zu verwirren, weil Bier und Wein zuckerhaltig sind. Auch der Darm wird in Mitleidenschaft gezogen. Bei Männern ab 50 führt zu viel Alkohol zu einer erhöhten Wahrscheinlichkeit für Darmkrebs.

Die Leber bleibt zwar weitgehend schmerzfrei, auch wenn sie schon komplett beleidigt ist. Für rechtzeitigen Leberschutz empfiehlt es sich daher, dass Sie Ihre Werte regelmäßig im Rahmen eines Check-ups von Ihrem Hausarzt kontrollieren lassen. Das ist auch wichtig bei einem erhöhten Zuckerkonsum, den die Leber auf Dauer auch nicht mag.

Die Auswirkungen auf Herz und Sexualleben sind bekannt und auch eher weniger amüsant. Wenn Sie als Genießer also wissen möchten, wie viel Alkohol Sie am Nicht-Ess-Tag zu sich nehmen können, dann ist meine Antwort so kurz wie einfach und unmissverständlich: Weniger – oder Sie lassen es ganz!

ALLES IN MAßEN

Ihr Körper gibt sich mit deutlich weniger Wein oder Bier zufrieden, wenn Sie den ganzen Tag nichts gegessen haben. Wenn Sie also abends das Bedürfnis verspüren, in angenehmer Gesellschaft zum Glas zu greifen, dann empfehle ich Ihnen gefäßschützenden Rotwein und dazu ein Glas Wasser. Rotwein enthält reichlich Resveratrol. Dieser bioaktive Pflanzenschutzstoff hält Ihr Herz länger fit und hat im Tierversuch eine lebensverlängernde Wirkung gezeigt.

MEINE EMPFEHLUNGEN

Die einzige, unumstößliche Regel zum Thema Alkohol lautet: weniger!

- Alkohol ist nicht erforderlich, um Ihren 10in2-Lebensstil erfolgreich zu gestalten. Er ist lediglich erlaubt.
- Ihr Körper braucht am Nicht-Ess-Tag weniger Alkohol für das gleiche Wohlgefühl.
- Werfen Sie einen Blick auf Ihre Trinkgewohnheiten, bevor Sie mit 10in2 anfangen und gewöhnen Sie sich daran, mehr Wasser zu sich zu nehmen. Wichtig bei Alkoholgenuss ist nicht, wie viel Sie vor 10in2 getrunken haben, sondern dass es von nun an weniger ist.
- Am besten Sie gewöhnen sich an, unabhängig vom Nuller oder Einser, mehr Wasser zum Glas Wein oder Bier zu trinken. Ich empfehle mindestens gleich viel Wasser wie Alkohol. Idealerweise trinken Sie die doppelte Menge an Wasser. Oder Sie gewöhnen sich gleich das Wasserbier an: Hälfte Bier, Hälfte Mineralwasser.
- Trinken Sie Alkohol nie gegen den Durst. Greifen Sie zu Wasser!
- Trinken Sie nur die Menge an Alkohol, die ein wohliges Gefühl in Ihnen auslöst.

Die Weltgesundheitsorganisation (WHO) hat ihre Angaben zum unbedenklichen Alkoholkonsum über die Jahre sehr reduziert. Die WHO empfiehlt zumindest zwei alkoholfreie Tage in der Woche und als Obergrenze ein Viertel Wein pro Tag. Frauen vertragen im Allgemeinen um die Hälfte weniger Alkohol als Männer.

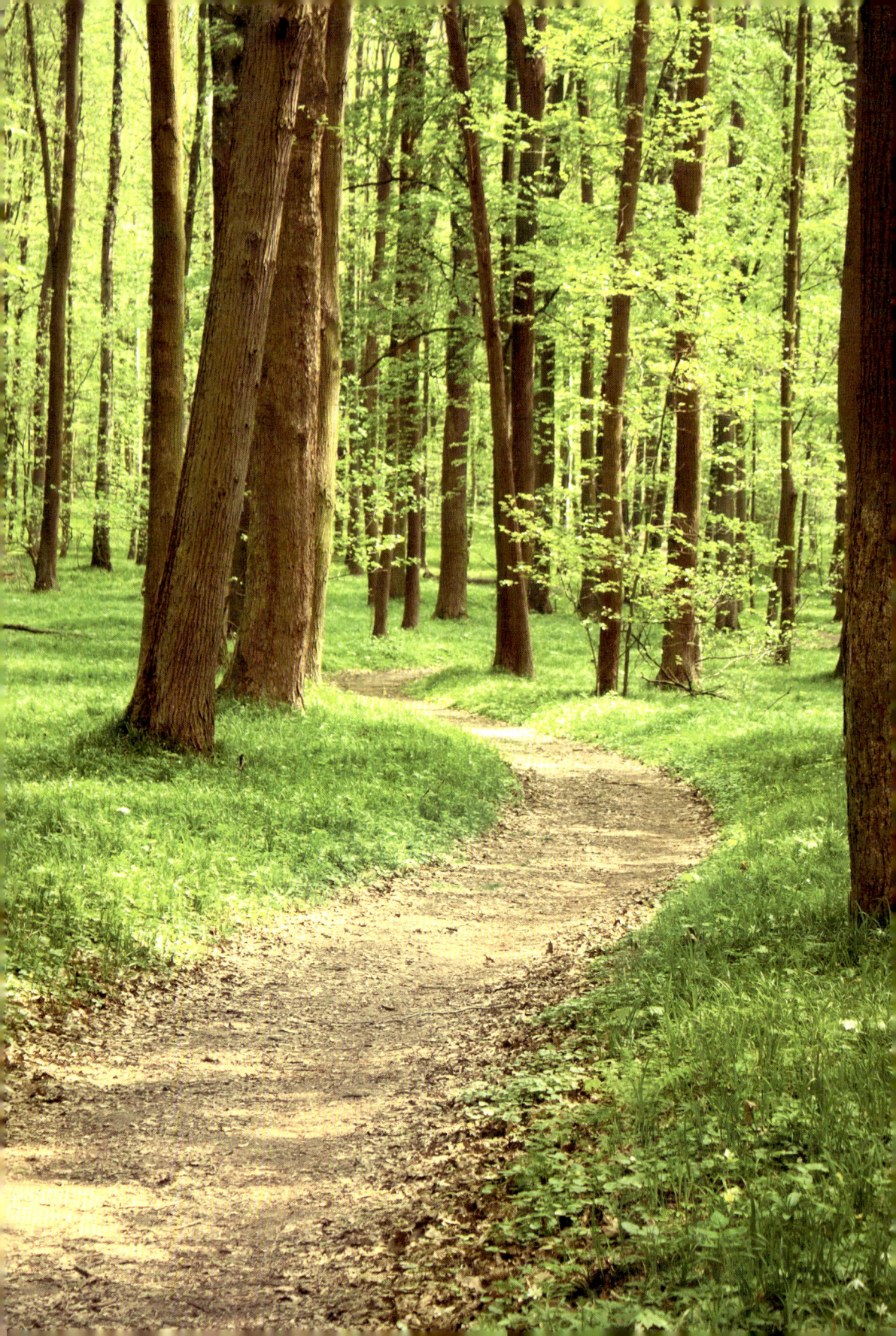

NUDGE 7 –
Achtsam leben

Achtsamkeit ist eine Lebenshaltung, die jeden Moment unseres Seins betrifft. Ich lenke meine Aufmerksamkeit auf eine der selbstverständlichsten Handlungen, die wir tagtäglich vollbringen, ohne ihr einen Gedanken zu schenken: das Gehen. Meine Aufmerksamkeit ist nun auf meine Füße gerichtet. Ich spüre in Sie hinein. Wie rolle ich meinen rechten Fuß ab? Wie meinen linken? Spüre ich den Untergrund? Ist er unregelmäßig oder eben? Ist er hart oder eher nachgiebig? Wie fühlt sich das an für mich? Ich bleibe stehen und stelle in Gedanken eine Verbindung zur Erde her. Aus ihr gewinne ich Kraft und Ruhe. Ich atme ein und ziehe Kraft aus der Erde in meinen Körper. Ich atme aus und lasse alles los, was mich belastet. Ich werde ruhig und weiß, dass ich diese Übung immer wieder machen kann, wenn ich mich gestresst fühle.

MEIN VIERTER EINSER

W underbar! Hätten Sie geglaubt, dass Ihre erste 10in2-Woche so schnell vorbeigeht? Es ist jetzt an der Zeit, Sie mit der Zauberformel für Ihre zukünftige Ernährungsweise, die gesund ist und zugleich richtig gut schmeckt, vertraut zu machen. Bereit?

FLEXIBLE KONTROLLE, BEDÜRFNISGERECHT ESSEN

Wenn jemand einen zu hohen Cholesterinwert hat, weil er beispielsweise jeden Tag ein Schnitzel und Wurstbrote isst, habe ich früher das Fleisch verboten. Oder ich habe es toleranter formuliert: »Bitte nur ein bis zwei Schnitzel pro Woche.« Wurde der von mir so beratene Mensch dann trotzdem schwach und aß in der Woche dann doch ein drittes Schnitzel, dann setzte die sogenannte psychologische Gegenregulation ein: »Mein Programm hat versagt. Jetzt ist es auch schon schnurz«, und er besorgte sich noch ein Kilo Fleisch, um dieses zügig und mit etwas schlechtem Gewissen zu verzehren.

Innerhalb einer flexiblen Kontrolle über ein bestimmtes Essverhalten und Gelüste auf bestimmte Lebensmittel empfiehlt man in Therapeutenkreisen heute »… bis zu ….«. Man fragt den Klienten dann freundlich, ob er sich vorstellen kann, nächste Woche auch mit bis zu zwei Kilogramm Schnitzeln Spaß zu haben und in der Woche darauf mit bis zu 1½ Kilogramm, dann mit einem Kilo und so fort. Wenn der Mensch weniger als zwei Schnitzel pro Woche nicht schafft, schimpft man ihn nicht und mahnt, dass er sich jetzt einmal gefälligst zusammenreißen soll, das kann doch nicht so schwer sein … Nein, man belässt es bei zwei Schnitzeln und verordnet morgendliche drei Esslöffel Haferkleie zur Senkung des bösen LDL-Cholesterins. Das putzt die Gefäße schön sauber.

Mit der flexiblen Kontrolle erzielt man in jedem Fall bessere und nachhaltigere Erfolge als mit strenger (rigider) Kontrolle. Ein Nachteil der rigiden Kontrolle ist auch der Knick im Selbstwertgefühl beim Betroffenen. Der kommt zustande, wenn man nach drei Wochen Schokoladenabstinenz auf einen Schlag drei Tafeln verdrückt und sich dann vorwirft, ein disziplinloser Versager zu sein.

Dank der Wirkung von 10in2 ist es gleichgültig, an welchen Ernährungsempfehlungen Sie sich an Ihren Ess-Tagen orientieren.

10IN2 FÜR BEWUSSTE GENIEßER

Grundsätzlich sieht das 10in2 Ernährungsprinzip vor, an den Ess-Tagen ganz einfach das zu essen, worauf Sie Lust haben. Als bewusster Genießer haben Sie möglicherweise diesbezüglich Bedenken. Das kann doch auf Dauer kaum gesund sein. Zum Beispiel: Jeder Ess-Tag wird mit drei Eiern und Speck begonnen, mittags gibt es einen Schweinsbraten mit Kraut und Knödel und am Nachmittag ein schönes Stück Sachertorte mit Schlagobers (Schlagsahne). Damit nicht genug, gibt es abends zwei Döner Kebabs und drei Flaschen Bier gegen den Durst. Da Obst und Gemüse mit dieser speziellen Mischkost nicht harmonieren, wird darauf grundsätzlich verzichtet.

Natürlich kann es sein, dass solch ein eher einschieniges Ernährungsverhalten mit der Zeit der Gesundheit abträglich sein kann, auch wenn Sie jeweils am Tag darauf im Rahmen von 10in2 keine festen Speisen zu sich nehmen.

SO ESSEN SIE BESSER

Seit mittlerweile 70 Jahren treiben uns wechselnde Diätempfehlungen in den Wahnsinn und die programmierte Essstörung. Und trotzdem: Auch bei der Vielzahl an kursierenden Ernährungsrichtlinien lassen sich einige allgemeingültige Empfehlungen abgeben, welche als Grundprinzipien ihre Gültigkeit behalten werden.

> *Gut zu wissen*
> * *Grundsätzlich ist es Ihrer Gesundheit zuträglich, den Fettanteil Ihrer Ernährung auf etwa 30 Prozent der täglichen Gesamtkalorien einzupendeln. Geben Sie pflanzlichen statt tierischen Fetten den Vorzug. Das ist gut für gesunde Gefäße.*
> * *Achten Sie auf die Kohlenhydrate: Je schneller der Blutzuckerspiegel nach einer Mahlzeit ansteigt, desto eher droht anschließend der Heißhunger. Das ist insbesondere der Fall beim Verzehr von kohlenhydrathaltigen Lebensmitteln und Getränken (zum Beispiel Brot, Nudeln, Schokolade, Obst, Limo). Die für den Blutzucker angenehmsten Kohlenhydrate sind die »langsamen« aus Vollkornprodukten oder Gemüse). Infolge dessen ist die Insulinausschüttung auch moderater und der Hunger kommt nicht so schnell.*
> * *An Ess-Tagen ist es wichtig nur zu essen, wenn Sie hungrig sind und nur so viel, bis Sie angenehm satt sind. Manchmal kann sich zu Beginn des Programms das Gefühl einschleichen, am Ess-Tag abends vorbeugend seine Reserven für den anstehenden Nicht-Ess-Tag auffüllen zu wollen. Sie werden merken, dass dieses Bedürfnis schnell nachlassen wird. Denn Fasten gehört zu Ihrem biologischen Programm. Und das steckt in Ihren Genen.*

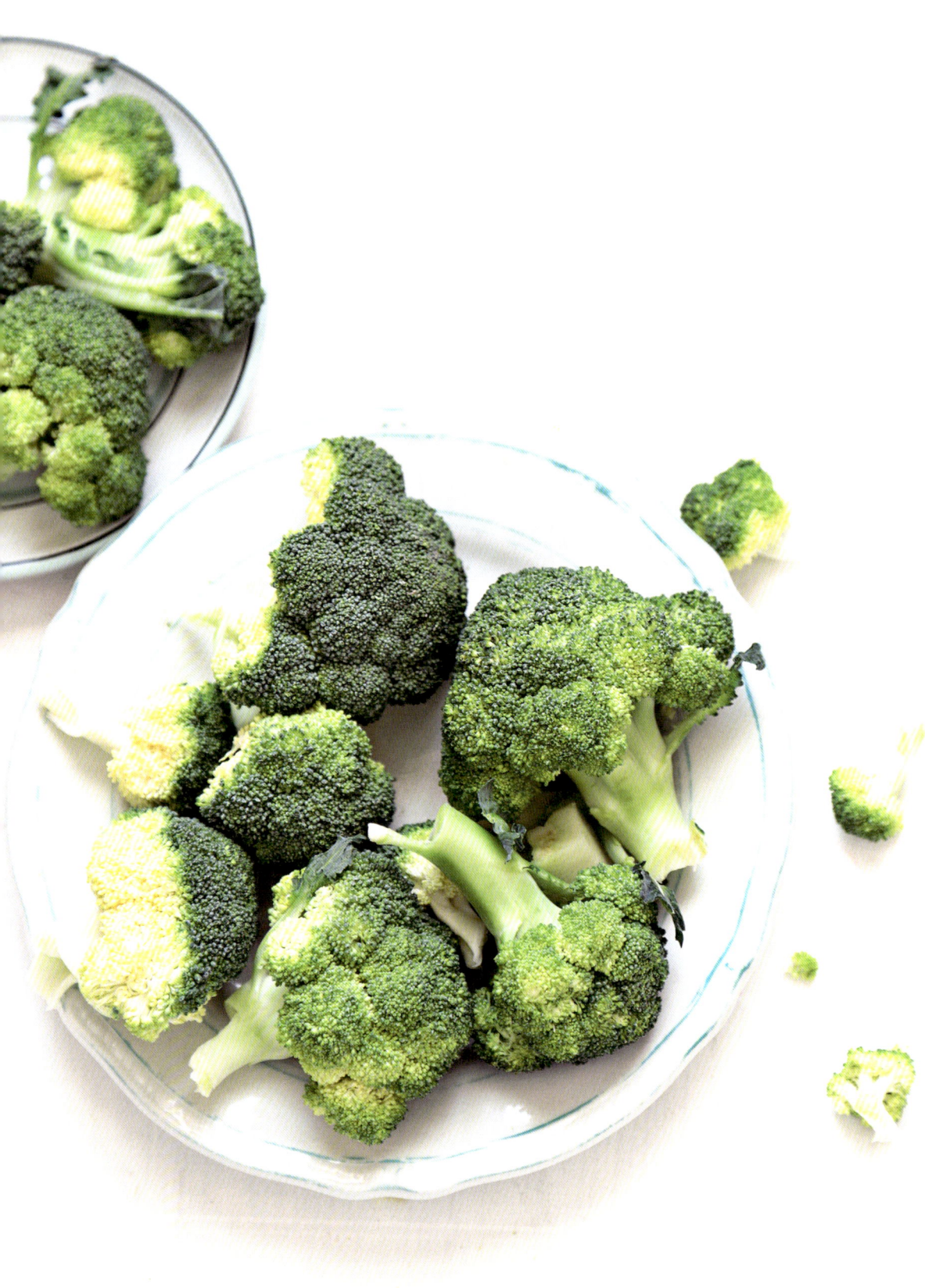

PENNE

mit Brokkoli-Nuss-Sauce

Für 1 Portion

Zutaten:

1 kleine Zwiebel

1 TL Olivenöl

60 g Sahne zum Kochen

100 ml Gemüsebrühe

40 g gemahlene Mandeln

(oder Walnüsse)

Salz, schwarzer Pfeffer aus der

Mühle

frisch geriebene Muskatnuss

125 g Penne

(oder andere Nudeln)

150 g Brokkoli

1 EL frisch geriebener

Parmesan

(oder Cheddar-Käse)

So geht's

1 Die Zwiebel schälen und fein würfeln. In einem Topf das Öl erhitzen und die Zwiebel darin glasig dünsten. Sahne, Brühe und Nüsse zugeben und unter Rühren aufkochen lassen. Sauce kräftig mit Salz, Pfeffer und Muskatnuss würzen und bei mittlerer Hitze um ein Drittel einkochen.

2 Inzwischen in einem Topf ausreichend Salzwasser zum Kochen bringen. Die Nudeln darin nach Packungsanleitung garen.

3 Den Brokkoli waschen, putzen, in kleine Röschen teilen und den Stiel in Stücke schneiden. Etwa 4 Minuten vor Garzeitende zu den Nudeln geben. Beides auf einem Sieb abgießen und abtropfen lassen. Sofort mit der Sauce und Parmesan mischen und servieren.

MEIN VIERTER NULLER

Vielleicht hatten Sie in dieser ersten Woche den einen oder anderen inneren Widerstand, gemeinhin bekannt als innerer Schweinehund, zu überwinden. Das ist normal und allzu menschlich, denn wir sind nun mal eher bequem und in Sachen Fettreserven auf äußerste Sparsamkeit ausgerichtet.

AUSGETRICKST!

Jetzt geht es Ihnen damit sicher schon ein ganzes Stück besser und Sie haben nicht mehr das Gefühl, sich am Nicht-Ess-Tag zum Fasten überwinden zu müssen. Auch körperliche Symptome wie das Kaltwerden von Händen oder Füßen, der grummelnde Magen oder Kopfschmerzen tauchen immer weniger oder in deutlich abgeschwächter Form auf. Sicherlich können Sie sich bereits besser überwinden zum Nichtessen, als Sie sich das vielleicht anfänglich erwartet haben, oder?

Die Vorstellung, einen Tag nichts zu essen, halten Sie nicht mehr für ein unheimliches Experiment mit unabsehbaren Folgen. Und auch wenn es manchmal etwas mehr Disziplin abverlangt, einen Nuller von früh morgens bis abends einzuhalten, so beginnen Sie zu spüren, dass Ihnen Ihr neuer Lebensstil guttut. Und wissen Sie was?

Sie sind nicht mehr willenlos Ihren Gelüsten ausgesetzt oder essen, weil Ihnen langweilig oder die Laune gerade im Keller ist. Stattdessen haben Sie sich daran gewöhnt, dass in diesen Fällen auch eine Kanne heißer Tee oder eine Flasche kaltes Wasser äußerst wohltuend sein kann und müssen sich nicht auch noch mit einem schlechten Gewissen herumärgern, weil Sie aus Frust eine Tafel Schokolade, eine Tüte Chips oder ähnliche Seelentröster mit pfundigem Potenzial verzehrt haben. Sie haben Ihr Leben irgendwie wieder besser im Griff. Damit es Ihnen weiterhin leichtfällt und Sie stolz sein können auf sich, hier noch ein paar Durchhaltetipps für fröhliche Nicht-Ess-Tage:

Belohnen Sie sich: Nach der ersten erfolgreichen Woche sollten Sie unbedingt eine Belohnung einplanen. Wie wäre es, mit einem netten Menschen ein Konzert oder Kabarett zu besuchen. Das soll unterhaltsam sein, habe ich gehört.

LOCKER BLEIBEN!

An den Nicht-Ess-Tagen lauern gerade in der ersten Zeit immer irgendwelche Verlockungen. So können Sie Ihnen elegant aus dem Weg gehen:

- Schreiben Sie an jedem Nicht-Ess-Tag auf, was Sie mit dem Fasten erreichen möchten: freie Zeit für einen Spaziergang oder Yoga, ein besseres Körpergefühl, einen Tag nicht einkaufen müssen, bald wieder in Kleidergröße XY passen. Hängen Sie den Zettel an den Spiegel im Bad oder an den Kühlschrank. Je persönlicher Ihre Vorsätze, desto motivierender sind sie.
- Gegen Magenbeschwerden, die sich nach einem Ess-Tag durchaus einstellen können (je nachdem, was Sie gegessen haben), hilft Folgendes: Bei Blähungen ist ein Tee mit Anis, Kümmel und Fenchel angenehm, am besten in Kombination mit einer Wärmflasche. Auch ein Esslöffel Heilerde (unbedingt in Wasser auflösen!) wirkt magenberuhigend.
- Wenn der Hunger kommt, trinken Sie Wasser oder werden Sie aktiv. Denken Sie daran, dass Ihr Nicht-Ess-Tag heute Abend beendet ist und Sie morgen wieder essen dürfen, was Sie wollen.
- Denken Sie daran: Konsequent einen Tag nicht zu essen ist viel leichter, als wenn Sie einen Bissen von irgendetwas gegen den Heißhunger zu sich nehmen. Denn dadurch springt die Insulinproduktion wieder an und der Hunger wird stärker als zuvor.
- Lenken Sie sich ab, indem Sie versuchen etwas Neues zu lernen. Laden Sie sich eine Spanisch-App herunter und versuchen Sie heute 15 Wörter zu memorieren. Oder Sie hören sich auf YouTube eine geführte Meditation an, das entspannt. Sie können auch versuchen, stricken zu lernen oder einen Yoga-Sonnengruß zu üben. Sie haben ja heute viel Zeit für schöne Dinge.
- Nutzen Sie Ihre freie Zeit: Heute können Sie endlich einmal ein Endlostelefonat mit Ihrer besten Freundin führen, den Roman anfangen, der schon seit ewigen Zeiten auf Ihrem Nachttisch liegt, ein Bild malen, den alten Schrank grün streichen … eben alles, was Spaß macht.

Seien Sie gut zu sich!
Und wenn es doch passiert, dass Sie am Nuller irgendetwas essen müssen, weil Sie das Gefühl haben, das muss einfach sein, dann machen Sie sich kein schlechtes Gewissen. Genießen Sie das, was Sie essen, und trinken Sie viel Wasser dazu. Machen Sie ansonsten weiter wie auf den nächsten Seiten beschrieben. Sie schaffen das!

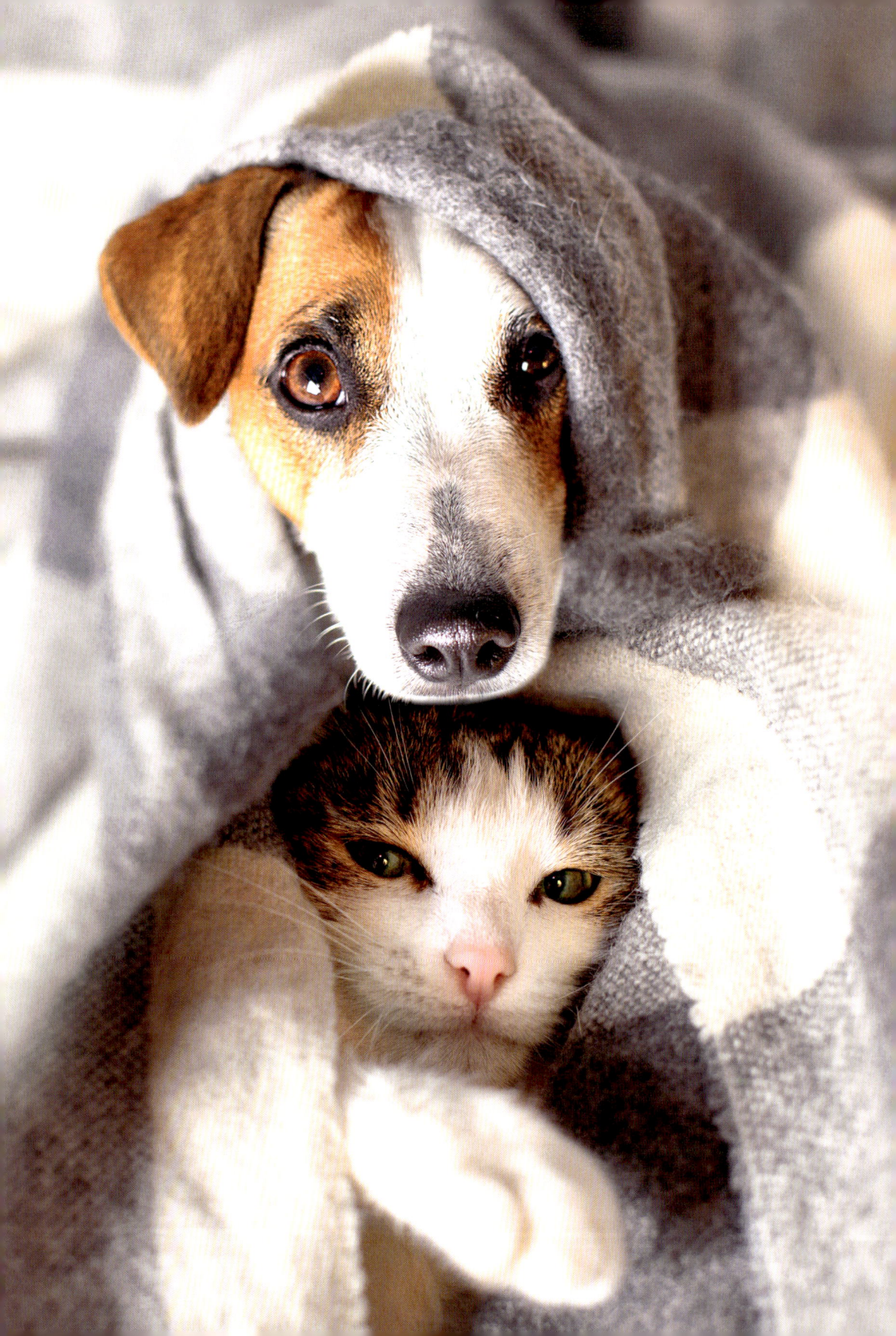

NUDGE 8 –
Dankbar sein

Um abends zufrieden und entspannt einzuschlafen, ist es hilfreich, den Tag Revue passieren zu lassen und sich für all das Gute, das einem heute widerfahren ist, zu bedanken. Es ist nicht selbstverständlich, gesund zu sein, zu sehen, zu hören, zu riechen, zu schmecken, zu fühlen oder sich zu bewegen. Es ist auch nicht selbstverständlich, eine warme Dusche, Essen, Kleidung, ein Dach über dem Kopf, Eltern, Großeltern, Kinder, Partner, Freunde oder ein Haustier zu haben.
Ich werde mir bewusst über meinen großen Reichtum und bedanke mich für jedes einzelne Geschenk. Jeder neue Tag ist eine Gabe, das Leben selbst ist das größte Geschenk.

MEIN FÜNFTER EINSER

M erken Sie schon, dass Sie sich zunehmend an den neuen Ess- und Nicht-Ess-Rhythmus gewöhnen? Auch wenn Sie sich zwischendurch wahrscheinlich immer mal wieder überwinden müssen, um Ihre essfreien Tage einzuhalten oder auch, um an den Ess-Tagen nicht mehr zu essen als früher. Sie werden sehen, dass Ihr neuer Lebensstil aus bewusstem Nichtessen und bewusstem Essen sich merklich auszahlt! Sie können wirklich stolz auf sich sein. Und: In Kürze wird Ihnen das Wechseln zwischen Fasten und Essen nicht mehr allzu schwerfallen. Ihr Gehirn hat dann die neue Gewohnheit akzeptiert, die Bauarbeiten am letzten Autobahnabschnitt sind endlich abgeschlossen und es kommt zu keinen Staumeldungen mehr. Am heutigen fünften Einser möchte ich Sie gerne mit einer Frage und auch gleich der Antwort darauf vertraut machen. Vielleicht haben Sie sich die an Ihren ersten Ess-Tagen auch schon gelegentlich gestellt. Sie lautet: Wie oft soll ich an den Ess-Tagen essen?

Prinzipiell würde ich ja meinen, dass jeder Mensch anders tickt. Jeder hat einen anderen Lebenswandel, andere Gene, andere Vorlieben und Abneigungen. Demnach sollte man sich bei dieser Frage am besten nicht auf irgendwelche Ernährungsexperten verlassen, sondern vielmehr auf sein eigenes Gehirn und den eigenen Körper, der sehr gut weiß, was er braucht und was nicht oder was ihm bekommt und was nicht.

LERNEN, WAS MAN BRAUCHT

Viele Menschen, die 10in2 schon seit längerer Zeit praktizieren, bestätigen nach über einem Jahr der Umstellung auf das Programm, dass Ihr Körper Ihnen immer wieder ganz genau gesagt hat, was er braucht. Sie mussten lediglich lernen, ihm zuzuhören und ihn zu verstehen. Auch Sie werden sich ganz automatisch auf ein besseres Leben mit geänderten Ernährungsgewohnheiten und mehr Aktivität im Alltag einstellen. Denn das ist ein ganz natürlicher Drang, der in unserem biologischen Programm fest verankert ist – und das seit Urzeiten. Und dieses macht sich bemerkbar, sobald Sie erst einmal begonnen haben, wieder gut auf sich und Ihre tatsächlichen Bedürfnisse zu achten.

WICHTIG: FASTENBRECHEN

Das wichtigste am Ess-Tag ist jedenfalls, dass Sie durch Beendigung der Nahrungspause das Fasten brechen. Und wie Sie bereits wissen: Am Ess-Tag darf auf keinen Fall gehungert oder Askese geübt werden. Sie sollen essen, bis sie angenehm satt sind. Ob Sie das Fasten am Ess-Tag dazu ein-, zwei-, drei-, fünf- oder siebenmal brechen, ist ganz allein Ihnen und Ihrem Hunger sowie Ihren sonstigen Bedürfnissen überlassen.

Ich verstehe beispielsweise die Ärzte und Diätassistenten, die raten, dass man fünfmal am Tag essen sollte. Dann nimmt man mehrere und dafür kleinere Mahlzeiten zu sich. Was das mit Ihrem Insulinspiegel und Ihren Hungergefühlen macht, sei dahingestellt. Was Sie so auf jeden Fall vermeiden, ist, den ganzen Tag nichts zu essen und dann die gesamte Energiezufuhr mit dem Abendessen erledigen. Das wiederum ist insofern äußerst ungünstig, als es Ihnen nach einer üppigen abendlichen Mahlzeit schwerer als sonst fallen dürfte, am nächsten Tag nichts zu essen. Denn die Erfahrung zeigt: Je mehr Sie abends essen, desto hungriger sind Sie am nächsten Morgen.

DER RICHTIGE RHYTHMUS

Daher predigt man auch schon seit ewigen Zeiten, dass das Frühstück die wichtigste Mahlzeit ist. Sie wissen schon: Frühstücken wie ein Kaiser, mittags essen wie ein König und abends wie ein Bettelmann.

Einigen wir uns doch für diese Umstellungszeit bitte auf Folgendes, bis Ihr Körper soweit ist, dass er Ihnen selbst sagen kann, was für ihn die richtige Anzahl von Mahlzeiten ist: Essen Sie mindestens zwei Mahlzeiten am Tag, wobei das Frühstück die wichtigste Mahlzeit sein sollte. So starten Sie gut versorgt in Ihren Ess-Tag.

Und behalten Sie im Hinterkopf, dass am Abend nicht nur Sie nach einem anstrengenden Arbeitstag erlahmen, sondern auch Ihr Sättigungsgefühl. Das führt dazu, dass Sie mehr essen, als Sie brauchen. Wenn Sie Ihr Nachtmahl nun zusätzlich mit Alkohol anreichern, dann verlieren Sie schnell den Überblick darüber, welche Mengen Ihr Körper einfordert. Es empfiehlt sich daher darauf zu achten, dass das Abendessen keinesfalls die größte Mahlzeit des Tages wird.

Beobachten Sie, wie sich Ihr Hungergefühl im Lauf der Zeit ändert oder sich tatsächlich wieder einstellt. Oft isst man ja auch nur aus Appetit oder weil einem langweilig ist. Wie ist das also, wenn Sie nun einen Nicht-Ess-Tag erleben, an dem Sie verführt sind, am liebsten den ganzen Tag irgendetwas zu essen – das kommt vor – und Sie halten trotzdem durch? Achten Sie einmal am nächsten Morgen auf Ihr Hungergefühl. Sie werden sehen, wenn Sie es schaffen, an den Ess-Tagen abends nicht unbedingt Ihre Hauptmahlzeit des Tages einzunehmen, werden auch die essfreien Tage mit der Zeit immer leichter.

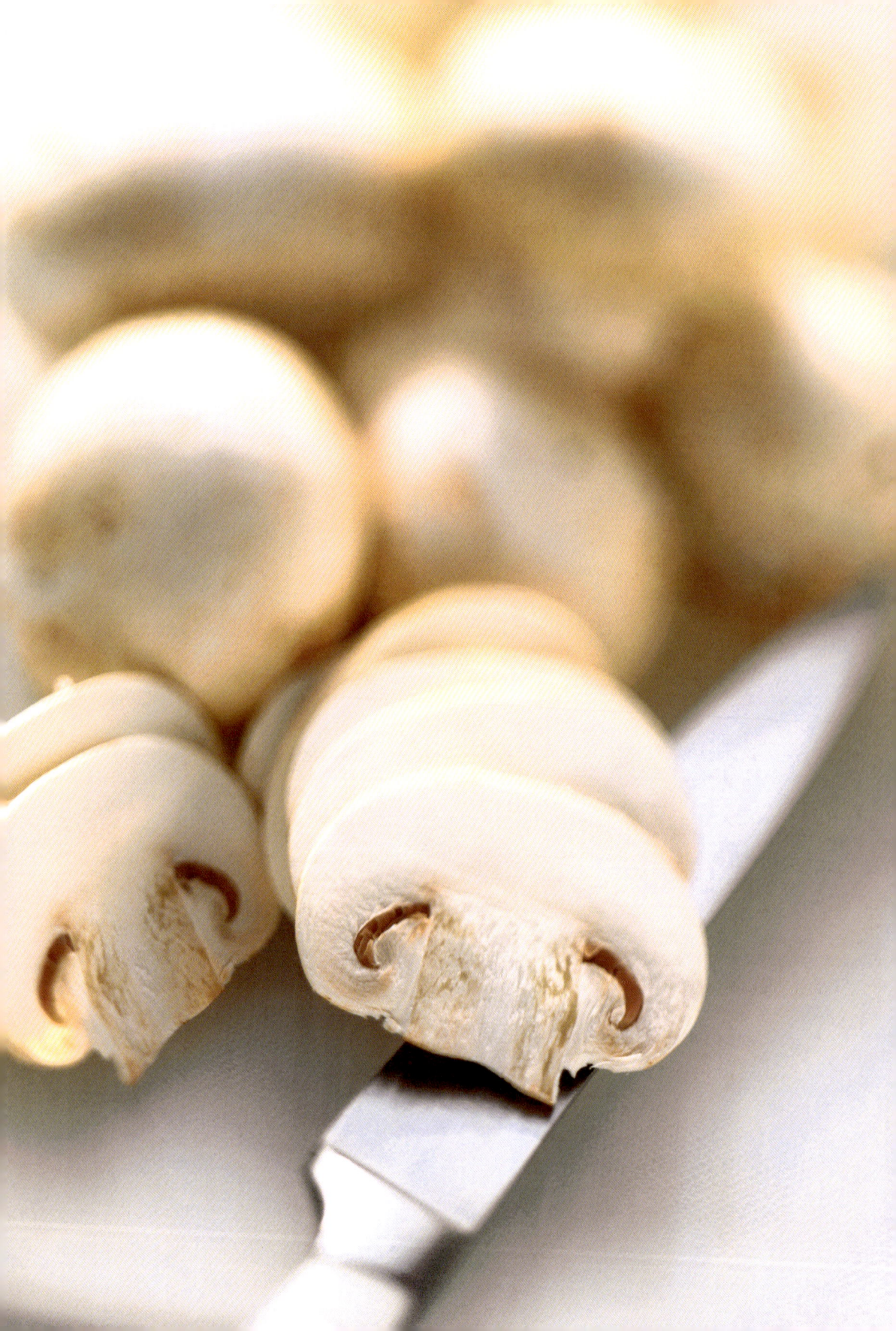

CHAMPIGNON-CARPACCIO

mit Parmesan

Für 1 Portion

Zutaten:

100 g Champignons (oder
Egerlinge, Austernpilze,
Kräuterseitlinge)

8 EL bestes Olivenöl

3 EL dunkler Aceto balsamico

grobes Meersalz, schwarzer
Pfeffer aus der Mühle

1 Stück Parmesan (ca. 20 g)

So geht's

1 Die Pilze mit einem feuchten Küchenpapier abreiben und die Stielenden abschneiden. Champignons in sehr feine Scheiben schneiden und auf einem Teller anrichten.

2 Die Pilze mit der Hälfte des Öls und Balsamico-Essigs beträufeln und ziehen lassen, bis die Flüssigkeit komplett aufgesogen ist. Dann das restliche Olivenöl und den übrigen Balsamico darüberträufeln und nochmal kurz marinieren.

3 Das Carpaccio mit Salz und Pfeffer würzen. Auf der Vierkantreibe den Parmesan großzügig in groben Spänen darüberhobeln und servieren.

MEIN FÜNFTER NULLER

Heute ist schon der fünfte Tag innerhalb des 10in2-Programms, an dem Sie nichts essen. Ich gratuliere! Sie sind mit der Umstellung Ihrer Ess-Gewohnheiten nun bereits zur Hälfte fertig. Denn um eine Gewohnheit nachhaltig in seinen Verhaltenscodex einzubauen, braucht es immer 20 Tage, wie man aus der Verhaltensforschung weiß.

Da Sie heute wieder über viel freie Zeit verfügen, die Sie nicht mit Essen zubringen müssen, gebe ich Ihnen heute ein paar Tipps zum Thema Bewegung mit in Ihren essfreien Tag. Nun, werden Sie sich vielleicht denken, das hat man ja alles schon gehört. Jetzt erfahre ich wahrscheinlich etwas über die Vorzüge des Treppensteigens, anstrengender Haushaltstätigkeiten oder des Fettverbrennungseffektes beim Autowaschen. Nein, wir wenden uns einem weiteren meiner Lieblingsthemen zu, mit denen ich mich in meinen Seminarkabarett-Vorstellungen beschäftige: einem erfüllten Sexualleben. Dieses ist ja nicht nur ein wesentlicher Faktor für ein lustvolles Leben und damit die perfekte Burn-out- und Stressprophylaxe. Es ist auch ungemein hilfreich zur Beziehungspflege und hebt – meistens jedenfalls und zum richtigen Zeitpunkt – außerordentlich die Stimmung. Nicht zuletzt: bei ungeschütztem Sex kommt einer von Ihnen sogar in den Genuss einer Extra-Portion Spermidin in Reinform – da dieses im Zweifelsfall auch über die Schleimhäute aufgenommen werden kann – oder beide, falls Sie vom weiblichen Ejakulat kosten möchten (ja, das gibt es. Voraussetzung allerdings: ein fulminanter Orgasmus).

»Statt Power-Jogging heute mal lustvolle Bewegung durch Sex – oder doch eine Runde Minigolf?«

SICH BEWEGEN BRINGT SEGEN

Und darum geht es hier: Sex ist selbstverständlich während des gesamten 10in2-Programms, also auch an Ihren Ess-Tagen, erlaubt. Das Problem: An den Einsern hat man naturgemäß schon wieder weniger Zeit, weil man ja unter anderem mit Essen beschäftigt ist. Und oft gibt es gewisse Erwartungsunterschiede in Sachen Sex. Der eine würde sich morgens frisch ausgeruht oder auch nach einem anstrengenden Tag gerne entspannen und zu dem Zweck zwei bis drei Minuten lang über seine Liebste herfallen. Die andere hätte gerne dazu etwas mehr Zeit zur Verfügung, auch müssen Stimmung und Atmosphäre passen, und einfach mal so schnell, das ging vielleicht früher, aber nach einer gewissen gemeinsam verbrachten Zeitspanne läuft das gar nicht. Außerdem sind die Kinder noch nicht im Bett, und sie hätte gerne vorher noch eine entspannende Rücken- und/oder Fußmassage, nicht zu vergessen die Kerzen, die gedämpfte Musik und ein Glas Champagner und, und, und … Sie sehen das Dilemma. Vielleicht kommt es Ihnen sogar bekannt vor.

SEX AM NICHT-ESS-TAG

Eine Lösung ist natürlich immer, über seine Bedürfnisse zu reden. Erzählen Sie sich Ihre Wünsche so offen wie möglich.

Trotzdem: Generell ist es mit den Sex-Dates unter der Woche erfahrungsgemäß schwierig, wenn jeder seinen Alltagsstress bewältigen muss und abends völlig erschlagen ist (oder man, wie gesagt, unterschiedliche Vorstellungen von Stressabbau hat). Interessanterweise kristallisieren sich aus solchen Alltagsgewohnheiten Rituale heraus, was in Sachen Sex bedeutet: Samstagabend, wenn die Kinder im Bett sind, und nach dem Duschen.

Spätestens am vierten so verbrachten Samstag stellt sich ein Paar dann durchaus zu Recht die Frage, ob an diesem Abend jetzt wirklich beide Lust aufeinander haben oder ob man sich nur deshalb gemeinsam im Bett gesellt, weil es Samstagabend ist, die Kinder im Bett sind und man gerade geduscht hat. Mit lustvoller Spontaneität hat das weniger bis nichts zu tun und irgendwann lässt es besagtes Paar dann ganz. So bildet sich mit der Zeit eine Schar Lustloser, von denen wir Sexualtherapeuten ganz gut leben können.

Der Partner kann nicht immer ahnen welche Leidenschaft im anderen noch glüht. Allein das herauszufinden, kann sehr lustvoll sein und ist für ein gelungenes Sexleben unglaublich von Vorteil.

Genießen Sie sich!
Mein Tipp lautet daher: Wenn Sie Sex haben wollen, lassen Sie die Ess-Tage lieber aus – schon allein aus Zeitgründen und freuen Sie sich auf Ihr lustvolles Extra-Bewegungsprogramm an Ihren Nicht-Ess-Tagen. An diesen Tagen sind Sie energiegeladen und haben Lust und Energie für die schönste Sache der Welt. Und Sie haben tatsächlich Zeit: Also her mit Kerzen, Kaviar und Champagner.

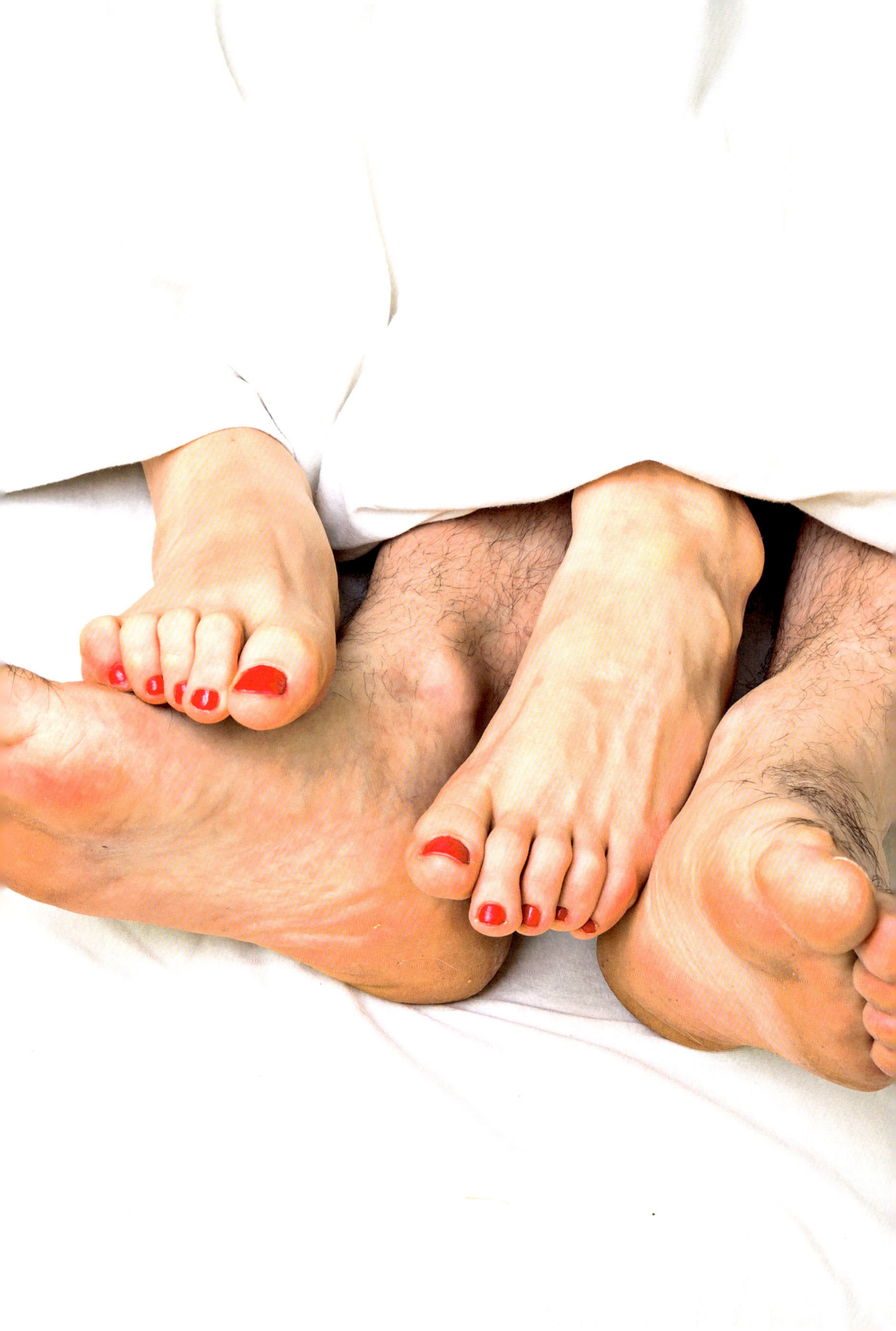

NUDGE 9 –
Ein Leben voller Höhepunkte

*Eine von zwei Menschen mit Freude und Genuss gelebte Sexualität berei-
chert das Leben ungemein, nicht nur an den Nicht-Ess-Tagen. Erreichen
beide dabei Orgasmen – nicht unbedingt gleichzeitig, das ist kaum
möglich –, so ist das Bettgeflüster nicht nur wonnig, sondern überaus
zufriedenstellend. Und nun Hand aufs Herz: Wie sieht es mit den Hö-
hepunkten in Ihrem Leben aus? Dies lässt sich ganz einfach anhand der
aus meinem Buch* Anleitung zur sexuellen Unzufriedenheit *stammen-
den Orgasmustorte feststellen. Sexuelle Zufriedenheit definiert sich aus
dem Verhältnis ERWARTETES dividiert durch ERREICHTES.
Der unten stehende Kreis stellt die Anzahl Ihrer Orgasmen in den letzten
12 Monaten dar, für einen Teil davon haben Sie selbst gesorgt, für den
anderen war Ihr Partner/Ihre Partnerin zuständig. Und nun überlegen
Sie, was Sie erwartet haben und was Sie erreicht haben? Zufriedenheit
geht künftig so: Schrauben Sie Ihre Erwartungen einfach herunter, dann
erreichen Sie mehr.*

ERWARTETES   ERREICHTES

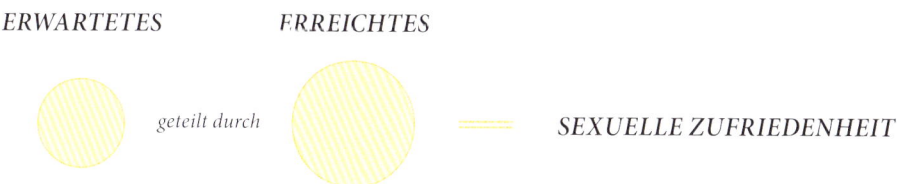

geteilt durch   SEXUELLE ZUFRIEDENHEIT

*Wenn Sie Ihr Ergebnis in sechs Monaten nochmals überprüfen, wissen
Sie, ob dieses Programm funktioniert.*

MEIN SECHSTER EINSER

Sie haben sich also entschieden weiterzumachen. Wunderbar! Dann folgen Sie mir einfach auf den nächsten Seiten durchs Programm. Wenn Sie die nächsten zehn Tage im Kasten haben, haben Sie Ihr Gehirn erfolgreich auf 10in2 umprogrammiert. Es wird Sie dann keine Überwindung mehr kosten, einen Tag mit dem Essen zu pausieren. Denn Sie haben die neue Gewohnheit erlernt, dazu brauchen wir im Schnitt, wie bereits erwähnt, immer um die 20 Tage. Nachdem wir uns schon gestern mit einer lustvollen Variante zum Thema Bewegung mit Spermidin-Beitrag beschäftigt haben, widmen wir uns auch heute, am sechsten Ess-Tag, dem Thema, wie Sie mehr Bewegung in Ihren Alltag schwindeln. Denn Bewegung darf natürlich auch am Einser sein!

BEWEGTER ALLTAG

Eine gesteigerte Alltagsaktivität ist ein wesentlicher Aspekt für den Erfolg der 10in2-Anti-Aging- und Gesundheitsstrategie. Oft wird Bewegung im Alltag unterschätzt, da es sich dabei nicht um Sport im üblichen Sinne handelt. Dabei kann im Lauf eines Tages einiges zusammenkommen, wenn man seine Sitz-, Steh- und Liegeeinheiten durch Gehen, Laufen, Tragen, Treppensteigen, Putzen, Gartenarbeit und so fort unterbricht.

Das ist umso wichtiger, je älter man wird. Hormonell bedingt baut der menschliche Körper im Laufe der Jahre Muskulatur ab. Diesen Prozess kann man individuell beschleunigen – entweder durch wiederkehrende Diäten oder zu wenig Bewegung.

Auch sehr lustig: Machen Sie einen Sport daraus, bei jeder sich bietenden Gelegenheit unbemerkt (!) auf nur einem Bein zu stehen.

Dazu gibt es einen recht makabren Witz. Ein Hausbesitzer fragt: »Wie bekomme ich die 85-jährige Frau Meier im obersten Stockwerk aus dem Haus? Ich möchte lieber ein jung-dynamisches Doppelverdienerpaar ohne Kinder darin haben, das die doppelte Miete zahlt.« Antwort: »Indem Sie einen Lift einbauen.« Wie darf man das verstehen? Der Wegfall einer Alltagsaktivität (Treppensteigen) führt bei älteren Menschen beschleunigt zum Verlust der Muskelmasse. So steigt das Verletzungsrisiko, zum Beispiel für den in diesem Alter oft fatalen Oberschenkelhalsbruch, und Herz und Kreislauf werden durch das mangelnde Training stärker belastet.

AKTIV SEIN TUT EINFACH GUT

Wenn Sie sich entscheiden, mehr für sich zu tun, dann hören Sie zunächst auf die ehrlichste Stimme – Ihren Körper. Er sagt Ihnen, was ihm guttut und was er in Sachen Bewegung braucht. Meine Empfehlung: Erarbeiten Sie sich in persönlichen Verhaltensexperimenten Ihr individuelles Bewegungsprogramm, das Ihnen Spaß macht! Tanzen, Wandern, schnelles Spazierengehen, Laufen, Seilspringen …

BEWEGUNG IN DEN ALLTAG SCHWINDELN!

Das funktioniert ganz einfach und mit winzigen Einheiten, die jedoch äußerst effektiv sind!

- *Vor dem Aufstehen*: Bevor Sie morgens aus dem Bett springen, nutzen Sie die Rückenlage für ein paar Yoga-Schulterbrücken oder schütteln Sie Arme und Beine nach oben aus.
- *Beim Zähne putzen*: Die Morgentoilette bietet sich hervorragend für Kniebeugen an. Aber immer schööön langsam bitte.
- *Beim Kaffee kochen*: Während Sie darauf warten, dass ihr Kaffee durch die Maschine läuft, bleibt viel Zeit für Dehnübungen.
- *Beim Anziehen*: Vor allem für die Damenwelt sehr effizient: Für jedes Kleidungsstück, das Sie aus dem Schrank nehmen (oder das Sie wieder zurückhängen und ein anderes aussuchen), machen Sie einen Liegestütz. Sie werden so täglich fitter (oder verringern morgendliche Unentschlossenheit).
- *Im Treppenhaus*: Vermeiden Sie den Lift und lernen Sie die Treppenhäuser sämtlicher Gebäude kennen, die Sie den ganzen Tag über so besuchen. Tipp: Suchen Sie sich einen Job in einem Hochhaus!
- *Beim Busfahren*: Gewöhnen Sie sich an, ein paar Stationen früher auszusteigen und zu Fuß zu gehen.
- *Beim Telefonieren*: Erheben Sie sich jedes Mal von Ihrem Stuhl, wenn das Telefon läutet (besonders effektiv, wenn Sie in einem Callcenter oder einem Sekretariat arbeiten!).
- *Nach oder statt dem Mittagessen*: Es gibt nichts Herrlicheres als einen (Verdauungs-)Spaziergang. Zusatznutzen: In den Sommermonaten bekommen Sie bei dieser Gelegenheit auch gleich ein paar Sonnenstrahlen ab und verbessern so Ihre Laune!

Noch ein Tipp: Couch Potatoes und TV-Junkies gewöhnen sich an, immer dreimal aufzustehen, wenn sie herumzappen. Noch besser: Im Stehen fernsehen!

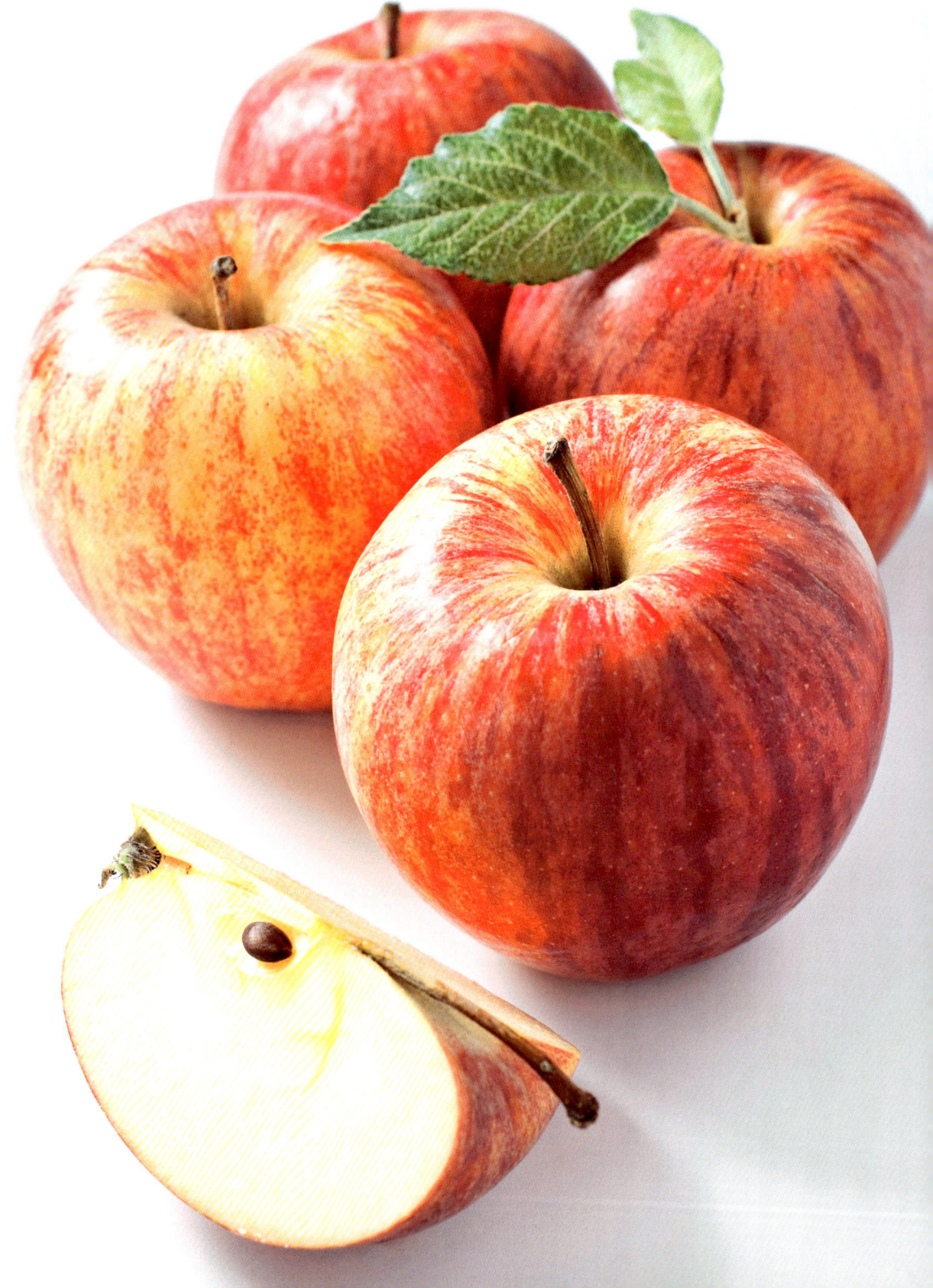

KICHERERBSEN-APFEL-CURRY

Für 1 Portion

Zutaten:

300 g Zwiebeln

1 Dose Kichererbsen (400 g)

3 säuerliche Äpfel (zum Bei-
spiel Braeburn, Elstar)

etwas Zitronensaft

1 EL Rapsöl

125 ml Gemüsebrühe

1 Dose Kokosmilch (400 ml)

Salz, schwarzer Pfeffer aus der
Mühle

3 TL Currypulver

1 Bund frischer Koriander oder
glatte Petersilie

So geht's

1 Die Zwiebeln schälen und klein würfeln. Kichererbsen in einem Sieb abspülen und abtropfen lassen. Äpfel waschen, schälen, vierteln und das Kerngehäuse entfernen. Apfelviertel in Spalten schneiden. Mit Zitronensaft beträufeln, damit sie nicht bräunlich werden.

2 In einem breiten Topf oder einer hohen Pfanne das Öl erhitzen und die Zwiebeln darin in 8 Minuten weich dünsten. Sobald sie Farbe annehmen, die Äpfel dazugeben, 3-4 Minuten braten. Mit Brühe ablöschen und die Kokosmilch zugeben. Salz, Pfeffer und Curry würzen.

3 Kichererbsen untermischen und alles nochmal erhitzen. Mit klein geschnittenen Korianderblättern oder Petersilie bestreuen und servieren.

Dazu schmeckt mit Kurkuma gewürzter Reis.

MEIN SECHSTER NULLER

W underbar, heute gewinnen Sie wieder viel Zeit dazu, da heute ein essfreier Tag ist. Nach bald zwei Wochen haben Sie mittlerweile sicher einen guten Rhythmus gefunden und benötigen weniger Überwindung den Nicht-Ess-Tag auch tatsächlich essfrei zu verbringen, nicht wahr?

Heute stelle ich Ihnen eines meiner Lieblingsrituale an den Nullern vor. Das Yoga-Üben habe ich von meinem Vater, der Arzt und überzeugter Yoga- (und Fasten-)Anhänger war, übernommen. Es hilft mir, an den Fastentagen mit einer guten Energie in und durch den Tag zu kommen, hält sicher auch Sie gelenkig und nebenbei kräftigt es, wenn Sie jeden Tag üben. Hier kommt der Bernhard-Ludwig-Sonnengruß (den man auch so aus dem Hatha-Yoga kennt). Drei bis sechs Wiederholungen sind erlaubt. Und: Immer schön tief ein- und wieder ausatmen.

BERNHARD-LUDWIG-SONNENGRUß

1 Stellen Sie sich aufrecht hin. Die Füße stehen hüftbreit auseinander. Legen Sie die Handflächen wie zum Gebet vor die Brust. Dann führen Sie Ihre Arme in einem weiten Bogen über die Seiten nach oben, sodass die Handflächen zueinanderschauen. Atmen Sie aus, spannen Sie die Gesäßmuskeln und den Beckenboden an und beugen Sie sich etwas zurück. Das Becken bleibt dabei über den Beinen.

2 Atmen Sie ein und wieder aus und gehen Sie ein wenig in die Knie und winkeln die Arme leicht an. Dabei schauen Sie in Ihre offenen Handflächen wie in ein Buch. Halten Sie die Position noch einen Ein- und Ausatmer lang.

3 Legen Sie dann Ihren Oberkörper auf den Oberschenkeln ab und berühren Sie mit den Fingerspitzen vor sich den Boden. Dann strecken Sie den Kopf nach vorne und heben den Brustkorb. Der Nacken ist dabei ganz lang.

4   Senken Sie den Kopf und versuchen Sie jetzt bei dieser Vorbeuge im Stehen, beim Ausatmen die Beine so weit wie möglich durchzustrecken.

5   Atmen Sie ein und stellen Sie die Fingerkuppen neben den Füßen auf. Machen Sie mit dem Ausatmen mit dem rechten Bein einen großen Schritt nach hinten und stellen Sie den Fuß mit den Zehen auf. Das hintere Bein ist gestreckt. Heben Sie den Brustkorb, atmen Sie ein und schauen Sie nach vorne.

6   Atem Sie aus und stellen Sie auch den linken Fuß nach hinten. Jetzt befinden Sie sich mit gestreckten Armen in der sogenannten hohen Planke.

7   Mit dem Ausatmen schieben Sie sich nun nach hinten und oben hoch in die Position »Herabschauender Hund«. Beine, Gesäß und Oberkörper bilden dabei ein umgedrehtes V. Kopf und Rücken bilden eine Linie, Ihre Ohren befinden sich in Höhe Ihrer Oberarme. Atmen Sie ein.

8   Atmen Sie aus, beugen Sie die Beine und bringen Sie Ihre Knie auf den Boden. Das Gesäß sinkt dabei auf Ihre Fersen und die Stirn sinkt auf den Boden. Heben Sie den Brustkorb und strecken Sie den Kopf nach vorne und lassen Sie ihn dann wieder auf den Boden sinken. Die Zehen bleiben angestellt. Atmen Sie ein.

9   Gehen Sie in den Vierfüßlerstand und dann mit dem Ausatmen wieder kräftig nach hinten und oben in den »Herabschauenden Hund«.

10   Schwingen Sie dann kräftig Ihren rechten Fuß zwischen Ihren gestreckten Armen nach vorne und heben Sie Brustkorb und Kopf.

11   Stellen Sie den linken neben den rechten Fuß und kommen Sie in die Vorbeuge mit angewinkelten Beinen. Gehen Sie in die Hocke.

12   Führen Sie nun die Arme nach vorne und nach oben falten Sie vor dem Brustbein zusammen.

13   Wiederholen Sie den Sonnengruß zur anderen Seite. Danach können Sie den ganzen Durchgang noch mal wiederholen.

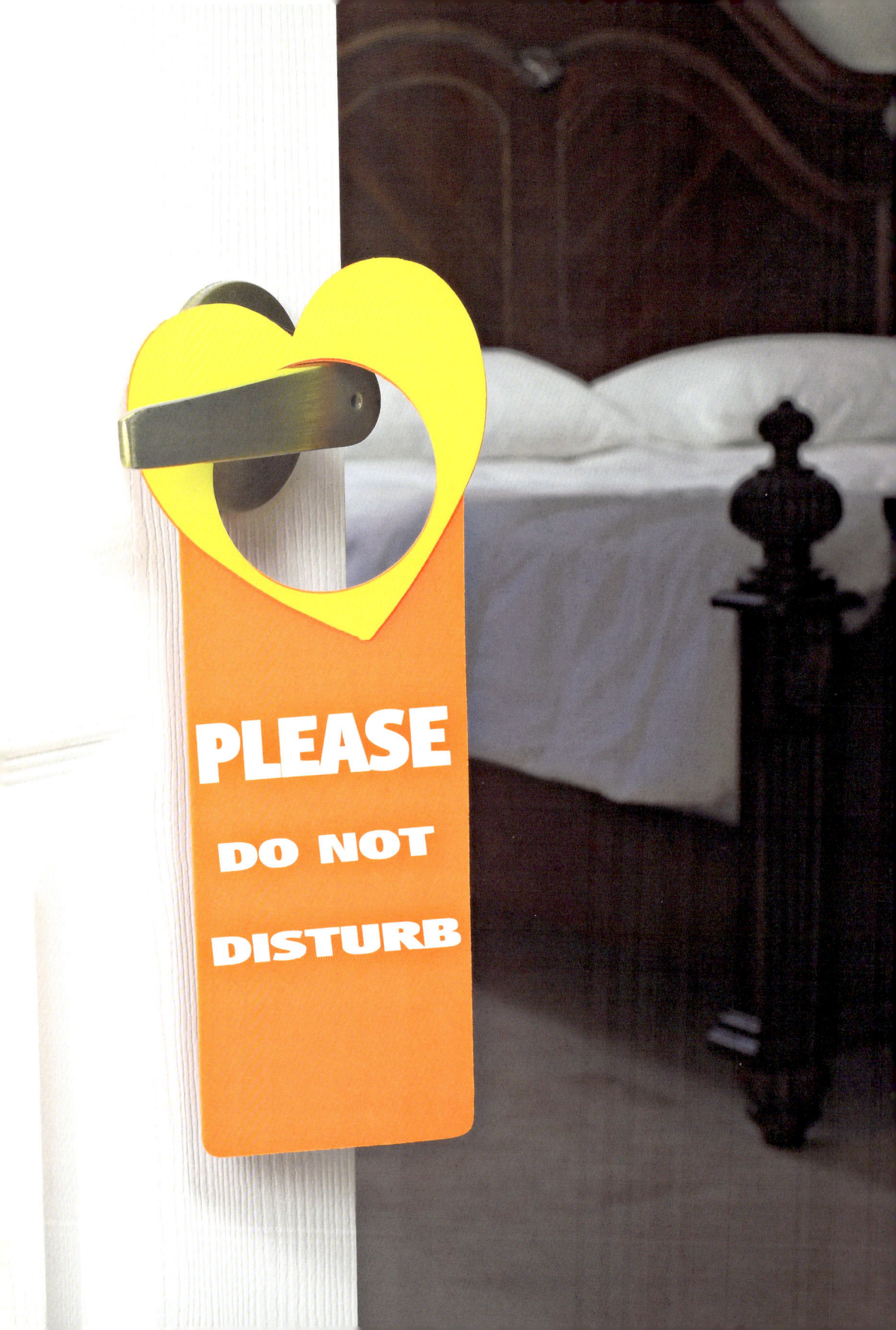

NUDGE 10 –
Mehr Zeit für Sex

Rituale sind nicht nur wichtig, um unsere innere Uhr zu pflegen. Wir können auch neue Gewohnheiten leichter erlernen, wenn wir sie ritualisieren – wie beim Intervallfasten. Rituale sind aber auch für eine lebendige Beziehung wichtig. Zu Beginn fallen beide Liebespartner noch jederzeit und unbeschwert lustvoll übereinander her. Das ändert sich, und dann wird wieder der Alltag mit all seinen Pflichten mächtig und raubt uns wertvolle Zeit miteinander. Daher ist es empfehlenswert, seine Zeit für Sex ebenso fest einzuplanen wie für eine Yogastunde. Nehmen wir den Sonntagvormittag, dann weiß ich, jetzt ist Zeit für uns zwei. Unser Körper merkt sich diese Rituale, die ihm Lebensqualität schenken, die innere Uhr speichert sie und verlangt regelmäßig mehr davon.

MEIN SIEBTER EINSER

Nach fast zwei Wochen 10in2 kann es sein, dass Sie bereits erste körperliche Veränderungen feststellen können. Sitzt die bis vor Kurzem noch zu enge Jeans etwas lockerer, fühlen Sie sich wohler als in den Wochen zuvor? Dann will ich Ihnen am heutigen Ess-Tag verraten, wie Sie Ihre Erfolge nicht nur kosmetisch, sondern auch aus medizinischer Sicht richtig einschätzen.

Essen sie zwei oder drei Tage, zwei oder drei Wochen wenig, nichts, einseitig oder das Falsche. Dann steigen Sie auf eine Waage. Was sehen Sie? Sie haben abgenommen – oh, Wunder! Aber was eigentlich? Ein Gramm Muskel, ein Gramm Wasser, ein Gramm Fett? Wenn Sie das nicht recht wissen, dann sieht die Angabe auf einer Waage natürlich toll aus. Aber: Vorsicht! Der Muskel geht zuerst, dafür kommt das Fett ... und bleibt.

SO MESSEN SIE RICHTIG

Nachdem Ihre Waage zu einem Schattendasein verdammt oder nur noch dekorativen Zwecken im Badezimmer dient, wollen Sie trotzdem wissen, wie es um Sie steht – rein figurtechnisch. Das bemerken Sie am ehesten an lockerer sitzenden Hosen- und Rockbünden, wie die Kleider in der Taille sitzen und durch einen Blick in den Spiegel, wenn Sie sich nackt davorstellen – frontal und in Seitansicht. Wenn Sie außerdem wissen möchten, was Ihnen Ihr durch 10in2 erzielter Gewichtsverlust bisher in Sachen Gesundheit gebracht hat, dann führen Sie eine Bauchumfangmessung durch.

Der Radius Ihres Bauches gibt glasklar Auskunft darüber, ob noch das Risiko eines Herzinfarkts oder einer Stoffwechselstörung besteht. Denn im Bauchfett bilden sich Hormone und Entzündungsfaktoren, die den Stoffwechsel stören und Herz und Kreislauf belasten. So beantworten echte 10in2er die Frage:

»Und wie viel haben sie abgenommen?«

»Glatte sechs Zentimeter!«

»Aha, und wie viel ist das nun in echt?«

»In etwa 1½ Kleidergrößen?«

SO GEHT'S ZUM BIGGEST LOSER

Ernährungsmediziner und Hausärzte empfehlen als besten Messzeitpunkt morgens nach dem ersten Toilettengang. Dann messen Sie mit einem handelsüblichen Maßband oder einem 10in2-Maßband an der dicksten Stelle Ihres Bauchs, das ist bei den meisten Menschen in Nabelhöhe oder etwa zwei Zentimeter darüber. Entspannen Sie sich dabei, atmen Sie aus und ziehen Sie den Bauch nicht ein.

Alternativ können Sie neben der Taillenmessung auch eine Hüftmessung vornehmen: Die sogenannte Waist-to-Hip-Ratio (EHR) errechnen Sie, indem Sie Ihren Taillenumfang durch Ihren Hüftumfang dividieren. Hier liegt medizinisch gesehen der ideale Wert zwischen 0,7 und 0,9.

Bisherige Erfahrungen haben übrigens ergeben, dass 20 Zentimeter weniger Bauchumfang bei vorangegangenem stärkerem Übergewicht und konsequenter 10in2-Anwendung innerhalb von sechs Monaten keine Seltenheit sind. Ein Zentimeter Bauchumfangsreduktion kann man bei kleineren Personen in etwa 1 bis 1,5 Kilogramm Gewichtsverlust umrechnen und bei größeren Personen in etwa 2 Kilogramm. Eine sichtbare Veränderung sieht man also relativ schnell, auch bei Gewichtskandidaten, die sich schon völlig aufgegeben hatten, weil sie mit regulären Diäten einfach kein Gramm ab, sondern dank Jojo-Effekt stetig zugenommen haben. Das motiviert ungemein und so wird man auch ohne Quälerei rasch zum Biggest Loser. Man darf ja nie vergessen, dass man auch einige Jahre das Fett angespart hat, warum sollte es sich dann schon nach ein, zwei Wochen komplett verdünnisieren. Und nachdem vier Zentimeter Bauchumfang bereits einer europäischen Rock- oder Hosengröße entsprechen, freut man sich, wenn man sich neu einkleiden kann.

Warum Crash-Kuren sinnlos sind

Crash-Kuren haben sich als äußerst sinnlos herausgestellt, da sie immer gleich funktionieren. In Ihrem Gehirn wohnt nämlich ein kleiner Sklave, der aufpasst. Er prüft ständig Ihre Blutwerte, ob Sie verhungern oder nicht. Und er nimmt Hunger sehr, sehr ernst. Dass Sie womöglich freiwillig nichts essen, weil Sie dem größten Spaß des dritten Jahrtausends – einer »Diät« – frönen, bekommt der Dummkopf leider nicht mit.

Wenn wir zu wenig essen, trifft er zwei Entscheidungen. Erstens stellt er den Körper auf Sparflamme, damit er weniger Energie verbraucht. Ihnen wird kalt und Sie werden träge. Das ist zwar lästig aber grundsätzlich kein Problem. Die zweite Entscheidung des Sklaven betrifft den Penderostat, den Gewichtsregler im Gehirn. Der bestimmt, ob Reserven angelegt werden sollen oder nicht. Während Sie Ihren Freunden mit stolzgeschwellter Brust erzählen, wie toll Sie abgenommen haben, schraubt der kleine Sklave den Regler für das neue Zielgewicht weiter hinauf. Und das Programm, das er einschaltet, heißt: Falls es wieder was gibt, zuschlagen und auffüllen! Deshalb sind Abmagerungskuren so idiotisch, da das neue Endgewicht höher sein wird als das Ausgangsgewicht.

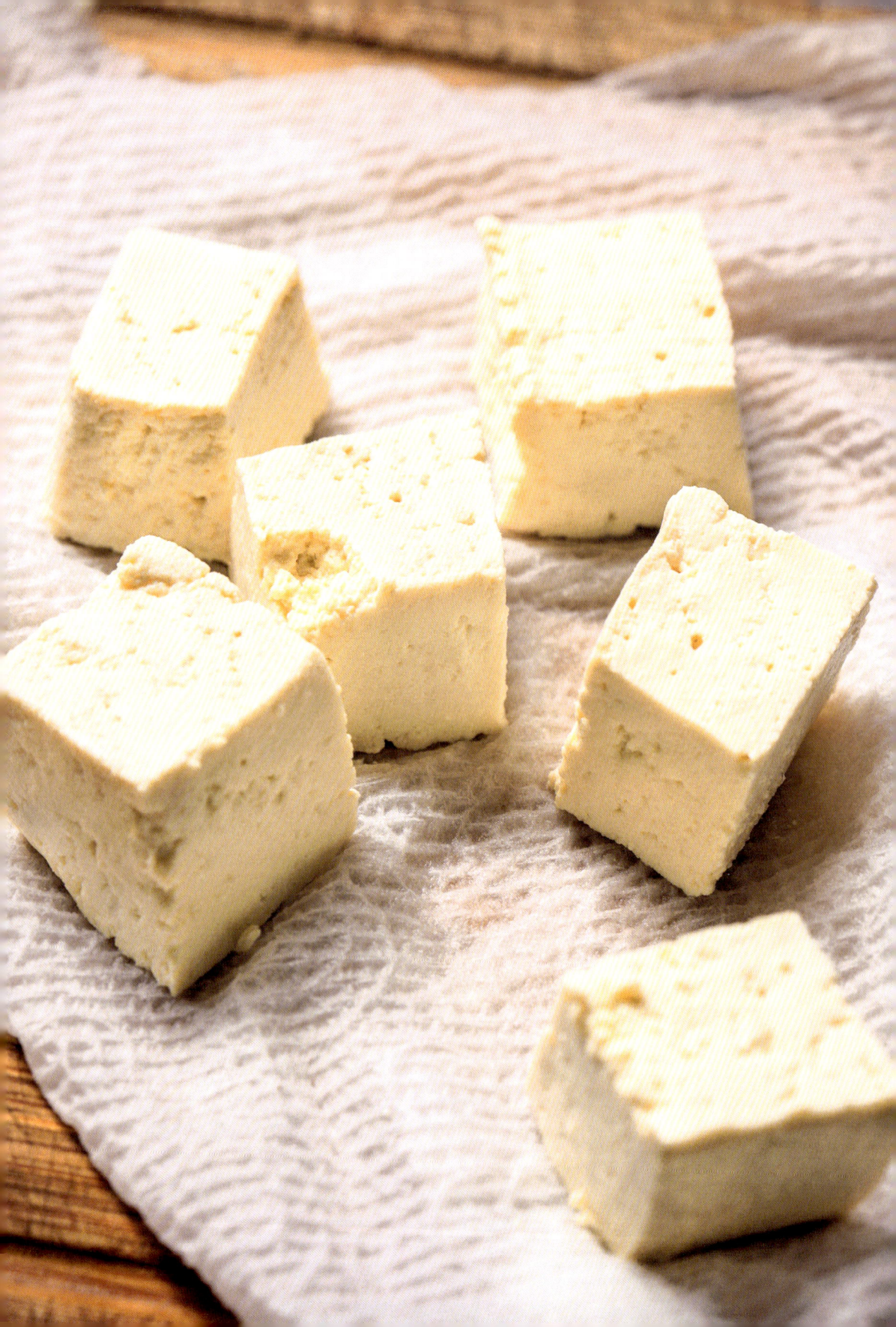

TOFU-BURGER

mit Sojasprossen

Für 2 Portionen

Zutaten:

1 Frühlingszwiebel

1 kleine Möhre

2 Knoblauchzehen

2 cm frischer Ingwer

100 g Sojasprossen

200 g Tofu

1 Ei (Größe M)

2 EL Mehl

1 EL geriebene Haselnusskerne

Salz, Cayennepfeffer

2 EL Rapsöl

2 Romanasalat-Blätter (oder Chinakohl)

50 g Bio-Salatgurke

1 feste Tomate

2 Burger-Brötchen

So geht's

1 Die Frühlingszwiebel putzen, waschen und klein hacken. Die Möhre schälen und raspeln. Knoblauch und Ingwer schälen und fein würfeln. Die Sprossen in einem Sieb waschen und abtropfen lassen.

2 Den Tofu abtropfen lassen und mit einer Gabel zerdrücken. Alles in eine Schüssel geben und mit dem Ei, dem Mehl und den Nüssen verkneten.

3 Ein paar Sprossen beiseitelegen. Die übrigen hacken, mit Frühlingszwiebel, Möhre, Knoblauch und Ingwer mischen und mit Salz und 1 Prise Cayennepfeffer würzen.

4 Aus der Tofumasse zwei Pattys formen. Das Öl in einer Pfanne erhitzen und die Pattys darin bei mittlerer Hitze 4-5 Min. braten. Wenden und noch einmal so lange braten.

5 Inzwischen den Salat waschen, trocken schütteln und in Streifen schneiden. Gurke und Tomate waschen, die Gurke in Streifen und die Tomate in feine Scheiben teilen. Brötchen halbieren, Salat auf die unteren Hälften streuen und 1 Patty darauflegen. Darüber die Gurkenstreifen und Tomatenscheiben geben und die Sojasprossen darüberstreuen. Mit den oberen Brötchenhälften zudecken und genießen.

MEIN SIEBTER NULLER

Gratulation, wenn es Ihnen tatsächlich gelungen ist, in den vergangenen zwei Wochen sieben essfreie Tage einzuhalten. Und sollte gelegentlich ein Ausrutscher passiert sein, dann ist das auch kein Grund zur Verzweiflung. Denken Sie lieber daran, welchen Gewinn Ihnen Ihr neues Leben bringt und malen Sie sich immer wieder die positiven Einzelheiten aus: eine bessere Figur, mehr Gesundheit und Fitness, mehr Geld, mehr Zeit …

Druck ist der falsche Ratgeber. Verinnerlichen Sie lieber, dass Sie mit einer Veränderung nicht länger warten wollen, denn dafür ist Ihr Leben zu kostbar. Genießen Sie heute einen stressfreien Nuller und verschieben Sie Ihren Appetit und Ihre Esslust auf morgen.

Heute geht es um ein Thema, dass Sie im Rahmen Ihres 21-Tage-Programms vielleicht bereits beschäftigt hat. Es geht darum, was man am Nuller tut, wenn eine Essenseinladung ansteht, die man ungern absagen würde? Die Antwort: Legen Sie einen Joker-Tag ein!

JOKER-TAG!

Es kann immer wieder zu Situationen kommen, in denen es Ihnen weniger leichtfallen wird, den Nicht-Ess-Tag einzuhalten. Die Hochzeit des besten Freundes, der Liebste lädt zum Candle-Light-Dinner nach Paris, ein hundertster Geburtstag, die Tochter macht zum ersten Mal Palatschinken und dergleichen. Was tun? Dem Freund gestehen, dass man die Braut nicht leiden kann? Es beim Candle-Light bei der Kerze belassen? Die Verwandtschaft leugnen? Eine spontane Milchzuckerunverträglichkeit vortäuschen?

In solchen Fällen, die zu heiklen Verwerfungen privater Natur führen können, dürfen Sie einen sogenannten Joker-Tag einlegen. Sie wiederholen einfach einen Ess-, oder im Fall der Fälle, falls Sie absolut das Bedürfnis dazu haben, einen Nicht-Ess-Tag.

Ich persönlich empfehle eher die Wiederholung des Nicht-Ess-Tages, wenn auch nicht in oben genannten Situationen. Falls Sie die andere Variante aus-

»Passen Sie auf, dass Sie die Einser-Joker-Tage nicht inflationär anwenden!«

probieren: Achten Sie im eigenen Interesse darauf, dass Ihre Ess-Joker-Tage nur die extremen Ausnahmen sind und nicht die Regel. Ansonsten torpedieren Sie alle bisher im Rahmen von 10in2 erreichten Erfolge.

VERSUCHUNGEN ALLERORTEN

Wenn Sie versucht sind, einen wirklich wichtigen und besonderen Spezialgrund zu finden, warum Sie sich gerade heute, morgen oder übermorgen nicht an das 10in2-Programm halten können, muss ich Sie warnen. Die lieben Menschen in Ihrem unmittelbaren Umfeld werden Ihnen allzu gerne als Ausrede dafür dienen: »Na, die ist aber so lieb und wir hatten neulich einen so schönen Nachmittag in der Stadt, für die muss ich heute unbedingt einen Joker-Tag einlegen und abends mit ihr zum Italiener gehen.«

Hier droht eine Gefahr, vor der ich Sie in Ihrem eigenen Interesse warnen möchte. Denn plötzlich sind die furchtbarsten Nachbarinnen und unsympathischsten Zeitgenossinnen so nett, dass man mit ihnen essen gehen oder sie zu einem Glas Prosecco mit Tapas einladen muss. Überlegen Sie einmal, was Sie sich da jenseits eines wieder wachsenden Bauchumfangs einfangen? Meine Erfahrungen zeigen, dass es den meisten 10in2-Anwendern nach einem Ess-Joker-Tag durchaus schwerfällt, wieder zurück in den Einser- und Nuller-Rhythmus zu finden. Trotzdem empfehle ich, im Fall der Fälle eher einen Joker-Tag einzulegen, anstatt einen völligen Rhythmuswechsel vorzunehmen oder ganz das Handtuch zu werfen.

Wichtig: In den ersten drei bis vier Wochen der Umstellung auf 10in2 sollten Sie Joker-Tage vermeiden, damit Ihr Gehirn genug Zeit hat, seine neue Gewohnheits-Autobahn zu asphaltieren.

Geht auch: Fasten-Joker

Probieren Sie es mal mit einem Fasten-Joker! Wenn Sie über Joker-Tage nachdenken, haben Sie meistens nur Joker-Ess-Tage im Sinn. Eigentlich aber sollten Joker-Fastentage mehr im Zentrum Ihrer Überlegungen stehen. Denn die Wahrheit ist, dass es einem wohlgenährten Körper ganz und gar nichts ausmacht, wenn er einmal drei Tage in Folge aus den eigenen Reserven leben darf. Ein Nuller-Joker lässt Sie außerdem problemlos den 10in2-Rhythmus beibehalten, denn Sie ändern nichts an den Ess-Tagen: Sie essen zwei Tage nichts und machen dann einfach weiter, als ob nichts geschehen werden. Der einzige Unterschied wird die stärker aufgetretene Fasten-Euphorie sein, die Sie erlebt haben werden. Aber das ist meiner Erfahrung nach kein unangenehmes Erlebnis.

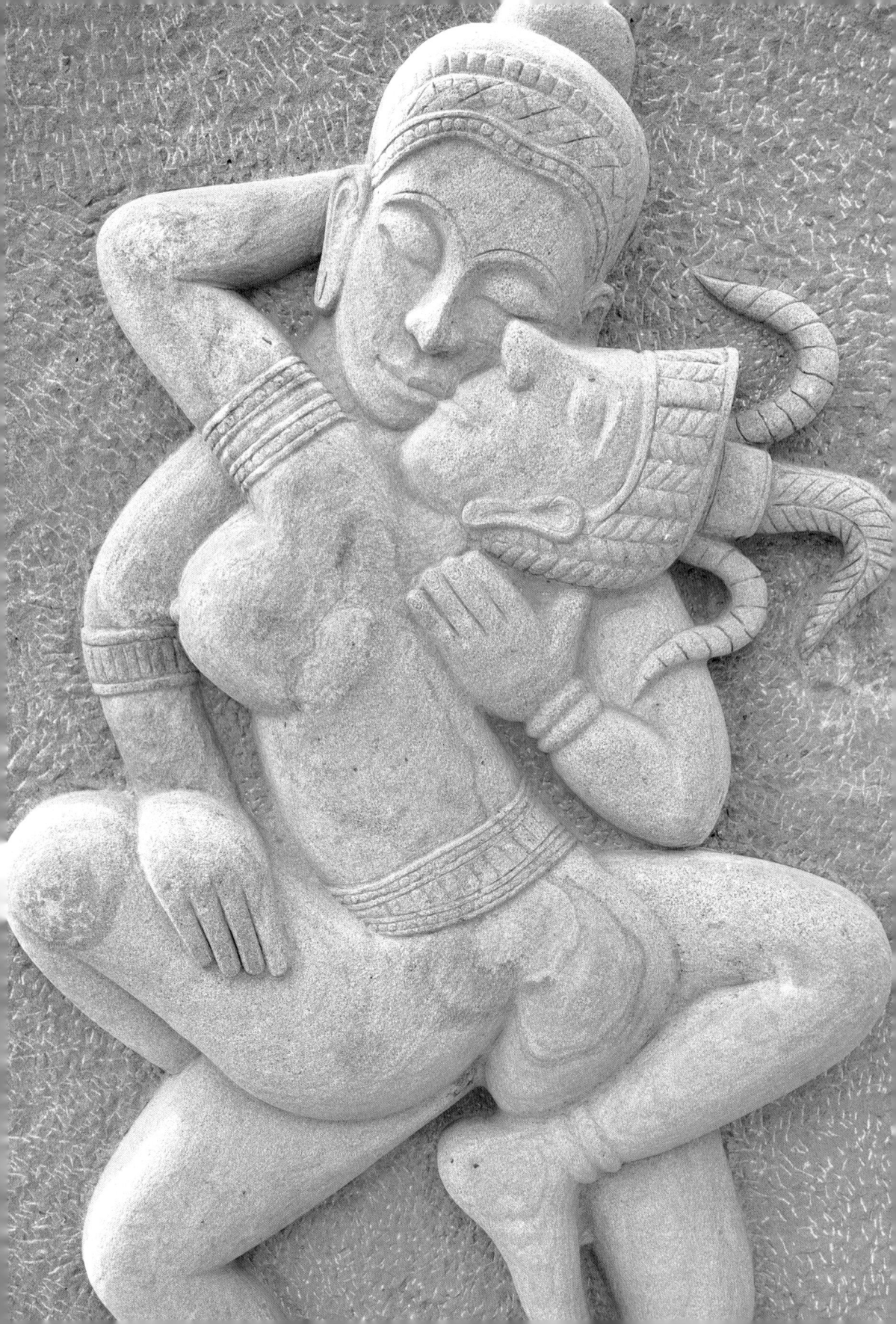

NUDGE 11 –
Her mit dem Spermidin!

*Hier wollen wir uns mit einer neuen Idee aus der Sexualtherapie be-
schäftigen. Sie lautet: Das Vorspiel beginnt nach dem letzten Orgasmus.
Wann der nächste stattfinden soll, darf jeder selbst bestimmen, indem er
seinem Partner sagt, dass er jetzt will. Der hat nun fünf Möglichkeiten:*

1 *»Ja, auf geht's. Wo?«*

2 *»Ja, auf geht's. Wie hättest du es gern?«*

3 *Im Hinblick auf Zellverjüngung: Wenn er zum Beispiel eine Woche
lang einen Tag essen und einen Tag fastet, bekommt er am Wochenende einen motivierenden Cunnilingus. Das ist die konzentrierteste
Art, Spermidin zu sich zu nehmen. Wenn sie es dann besonders gut
mit ihm meint, bekommt er mit Bio-Feedback sein Spermidin
zurück.*

4 *Für reifere Liebende: Oralsex mit Spermidinaustausch wirkt wie ein
Jungbrunnen!*

5 *»Nein, heute wirklich nicht.«*

*P.S.: Seit Neuestem gibt es Spermidin in Kapselform in jeder Apotheke
in Deutschland und Österreich. Entwickelt wurden sie von Dr. Slaven
Stekovic und Dr. Frank Madeo. Sie haben also die Wahl: Entweder
1 Kilo Brokkoli pro Tag oder einfach 2 Spermidinkapseln.*

MEIN ACHTER EINSER

I mmer wieder fragen mich Leute, die gerne mit dem 10in2-Programm beginnen wollen, was sie denn tun können, wenn für sie der strenge Einser- und Nuller-Rhythmus aus verschiedensten Gründen nicht funktioniert oder in Ihrem Alltag nur erschwert möglich ist.

Für manche Menschen ist es schier nicht vorstellbar, einen ganzen Tag auf Essen zu verzichten. Andere können es aus familiären Gründen nicht bewerkstelligen, entweder weil noch kleine Kinder bekocht oder gefüttert werden müssen, weil alle anderen Familienmitglieder keine Figurprobleme haben oder weil alle anderen Familienmitglieder zwar offensichtliche Bauchträger sind, aber keine Lust auf 10in2 haben.

SONDERFORMEN VON 10IN2

Da diese Ausgangssituationen nun gar nicht so selten vorkommen, konnte ich mit meinem Team in den letzten Jahren beobachten, dass sich bei einigen Teilnehmern bestimmte Sonderformen des 10in2-Rhythmus etabliert haben: Da gibt es zum einen die Fraktion der Montag/Mittwoch/Freitag-10in2er. Das bedeutet, dass diese 10in2-Aficionados jeden Montag, Mittwoch und Freitag einen Nuller einlegen und am Wochenende durchgehend essen.

Wir rätseln noch, ob als logische Weiterführung des Namens hier dann 4in7 zulässig wäre (vier Mal Essen, drei Mal Nicht-Essen und das in sieben Tagen), konnten diesbezüglich aber noch zu keiner Einigung finden.

GUTE ALTERNATIVE

Wenn Sie es grundsätzlich nicht schaffen, wirklich kontinuierlich einen Ess-Tag und einen Nicht-Ess-Tag einzuhalten und für Sie insbesondere das Wochenende ein Hindernis darstellt, dann beginnen Sie mit dem eben gezeigten Ess- und Nicht-Essrhythmus. Sie werden sehen, dass Ihr Körper nach einiger Zeit eine noch stärkere Kontinuität einfordert und es für Sie möglich werden wird, auch das Wochenende in Ihren neuen Lebensstil mit einzubinden!

Die Hauptsache ist, dass man seine bisherigen Ess-Gewohnheiten umstellt und sich an die Essenspausen gewöhnt. Insofern sind drei Fastentage pro Woche jedenfalls mindestens dreimal so wertvoll wie keiner.

Wenn der Rhythmus für Sie aber ohnedies passt und kein Problem darstellt, dann bleiben Sie einfach bei den stetig wechselnden Einser- und Nuller-Tagen. Das macht alles gleich viel unkomplizierter!

RÜCKSCHLÄGE GEHÖREN DAZU

Sobald Sie sich in die neue Lebensphilosophie erst einmal eingelebt haben, werden Sie erkennen, dass es wirklich nicht mehr wichtig ist, was man zwischen Weihnachten und Silvester isst. Das gilt genauso für Rückfälle, die normal und allzu menschlich sind: Nachdem 10in2 eine derart einfach umzusetzende Methode ist, macht es nichts, wenn Sie mal einen kurzen Rückfall in Ihre altvertrauten »Täglich-Essen-Gewohnheiten« erleben. Seien Sie dann nicht zu streng mit sich und entwickeln Sie bloß kein schlechter Gewissen. Behandeln Sie das Ereignis auch nicht als Negativ-Rückfall, sondern als freie Entscheidung, dass Sie einen Tag mal lumpen wollen, ohne gleich einen Joker zu bemühen. Manchmal braucht man solche Zwischenfälle, um sich frei und selbstbestimmt zu fühlen.

In dem Moment, in dem Sie sich wieder besinnen und klar denken – hilfreich sind dabei leichte Darmprobleme infolge des Rückfall-Tags oder ein Kater –, können Sie sofort wieder mit 10in2 beginnen.

10IN2: LEBENSSTIL STATT REPARATUR-DIÄT

Was wirklich zählt ist, dass Sie nach dem Zwischenfall so schnell wie möglich wieder in den 10in2-Rhythmus einsteigen. Warum sollten Sie auch auf etwas verzichten, das Ihnen längerfristig eine große Freude bereitet und Ihnen guttut? Genau diese positive Sichtweise auf die Fastentage, die sich mit der Zeit immer klarer herauskristallisiert, ist vermutlich auch einer der großen Unterschiede, wenn es darum geht, eine herkömmliche Diät von einer lebenslang ausgeübten Methode abzugrenzen.

Das aus dem Griechischen stammende Wort »Diät« wurde ja ursprünglich im Sinne von »Lebensführung« verwendet. Insofern ist es für mich keineswegs beleidigend oder abwertend, wenn ein Kritiker meinen sollte, dass 10in2 eine abnormale, unübliche Diät ist. Bei 10in2 handelt es sich auch nicht um eine Diät, die an irgendwelchen Pfunden herumlaboriert, sondern um einen Lebensstil – um eine Lebensphilosophie. Denn die Fähigkeit des freiwilligen Verzichts stärkt das Selbstbewusstsein und die innere Unabhängigkeit, sie macht den Geist klarer und die Seele stärker. Im übertragenen Sinn kann Sie diese Art des Intervallfastens zum Meister/zur Meisterin Ihres Lebens machen.

»10in2 ist ein ganzheitliches Lebenskonzept mit Autonomie- und Genussgarantie!«

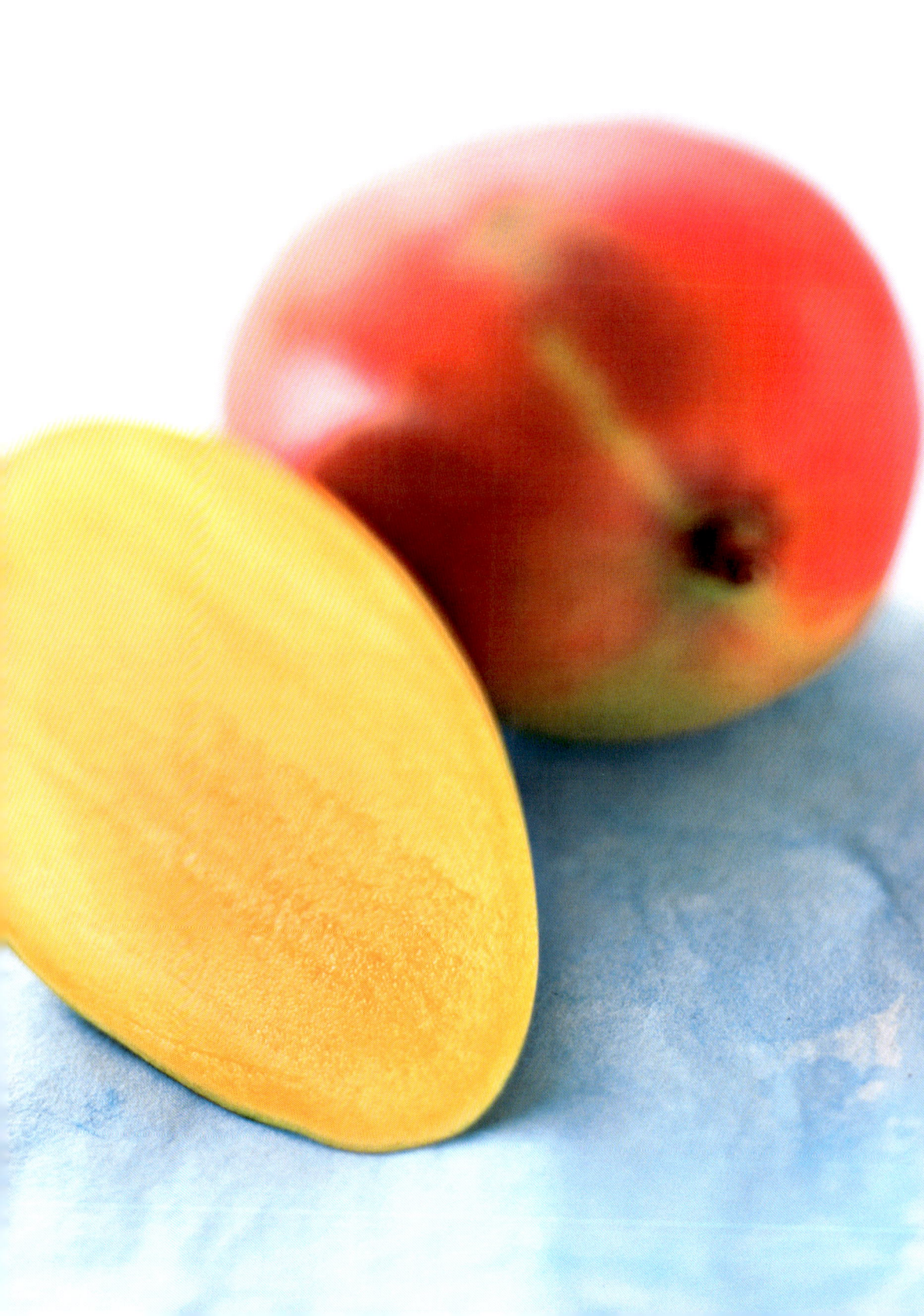

MANGO-SMOOTHIE

mit Kurkuma

Für 2 Gläser

Zutaten:

½ Mango

50 ml Sanddornsaft

1 TL Kokosfett

1 TL Kurkumapulver

1 Prise Pfeffer

500 g kalter Joghurt oder

Buttermilch

1 Tasse Wasser

So geht's

Die Mango schälen, das Fruchtfleisch vom Kern schneiden und grob zerkleinern. Mit den anderen Zutaten in einen Mixer geben und kurz durchmischen. Gekühlt genießen.

MEIN ACHTER NULLER

Heute verbringen Sie bereits Ihren achten essfreien Tag, nur weiter so!
Wie ist es Ihnen bis dato bezüglich Disziplin und Durchhaltevermögen gegangen? Damit Sie sich heute wieder ein wenig ablenken können, zeige ich Ihnen hier ein paar Sportarten, die sich im Rahmen einer gesünderen, bewegteren Lebensweise sehr bewährt haben. Vielleicht ist da auch etwas für Sie dabei. Wichtig bei jeder Form der regelmäßig ausgeübten Bewegung ist der Spaß daran. Zwingen Sie sich bloß zu nichts. Der innere Antrieb, etwas gerne zu tun ist wesentlich größer als ein Antrieb, der von außen und durch Druck erfolgt.

PILATES

Dieses eigentlich schon betagte Trainingssystem ist nach wie vor eine der besten Sportarten für Kraft und Beweglichkeit. Das Besondere an Pilates ist sein ganzheitlicher Ansatz. Entwickelt wurde es von dem Deutschen Joseph Pilates (1880 bis 1967) auf der Grundlage von Yoga und fernöstlichen Kampfsportarten. Physiotherapeuten haben in den USA daraus ein modernes Pilates-Reha-Konzept erstellt. Egal, ob man das Original-Pilates oder eher sanftes Reha-Pilates übt, ob Matten- oder Geräteprogramm, Grundlagen des Trainings sind: die Verbindung von Körper und Geist durch Konzentration und bewusste Atmung, Aufrichtung der Wirbelsäule und Aufbau einer stabilen Körpermitte und Koordinationsschulung. Ganz nebenbei sind regelmäßige Pilatesübungen optimal für eine gute Figur und eine straffere Silhouette.

BADMINTON

Eine Sportart für Jung und Alt, die sich zwischen Spaß und Leistung bewegt, ist Badminton. Außerdem ist sie optimal, wenn man sich am Ende eines langen Nicht-Ess-Tags (oder auch Ess-Tags) mal richtig abreagieren möchte. Badminton – landläufig auch als Federball bekannt – ist einfach zu erlernen und sehr dynamisch. Regelmäßiges Badmintontraining stärkt Herz und Kreislauf und fordert Schnelligkeit, Ausdauer und Beweglichkeit.

TANZEN

Hilfreich bei der Anbahnung von Kontakten, und auch Männer tun es gelegentlich gerne. Eigentlich bewegt sich ja jeder Mensch gern zu Musik. Wie das dann aussieht, ist Geschmackssache. Fakt ist, dass der Spaßfaktor recht hoch ist. Tanzsport ist noch mehr als die reine Bewegung zu Musik. Diese Sportart macht, regelmäßig ausgeübt, fit, schult Ausdauer, Beweglichkeit und Koordination. Außerdem ist Tanzen das perfekte Training für das Fasziennetzwerk im Körper. Das Leistungsspektrum ist umfangreich und reicht von den Standard- und Lateintänzen über Salsa oder Tango Argentino bis hin zu Disco- und Party-Tänzen.

INDOOR-CYCLING

Für Einsteiger und Fortgeschrittene eine Sportart mit absolutem Suchtpotenzial. Natürlich sollte man dazu grundsätzlich ein Faible fürs Radeln haben und auch sportives Fahren mögen. Dann stellt sich der Spaß auch sehr schnell ein. Man steigt dazu aufs (Stand-)Rad, verlässt sich ganz auf seinen Trainer, auf neudeutsch Instructor, und hört im Hintergrund laute Musik. Das hat nichts mit gemütlichem Geradle durch die schöne Landschaft (was aus sportmedizinischer Sicht natürlich seine Berechtigung hat) zu tun und auch nichts mit jener Sportart, für die man sich in wurstpellenartige Kleidungsstücke zwängen und dann auf einer dünnbereiften Rennmaschine balancieren muss, um anschließend Autofahrer in den Wahnsinn zu treiben.

SCHWIMMEN

Schwimmen gehört, da sind sich die Sportmediziner einig, zu den gesündesten Sportarten überhaupt und ist das ideale Ganzkörpertraining. Das liegt an den physikalischen Eigenschaften des Wassers, das eine ungefähr tausendmal höhere Dichte als die Luft hat, und deren Wirkung auf den menschlichen Körper. Jede Bewegung im Wasser muss gegen einen Widerstand ausgeführt werden. Das erfordert einen hohen Körpereinsatz. Auch Schwergewichte werden im Wasser zum Fliegengewicht, denn im flüssigen Element sind wir nur noch ein Siebtel so schwer wie an Land. Der Auftrieb schont die Gelenke. Ein längeres Training vergrößert das Herzvolumen, die Herzfrequenz sinkt und das Herz arbeitet ökonomischer. Der Wasserdruck sorgt außerdem dafür, dass das Einatmen schwerer wird, was die Atemmuskulatur trainiert.

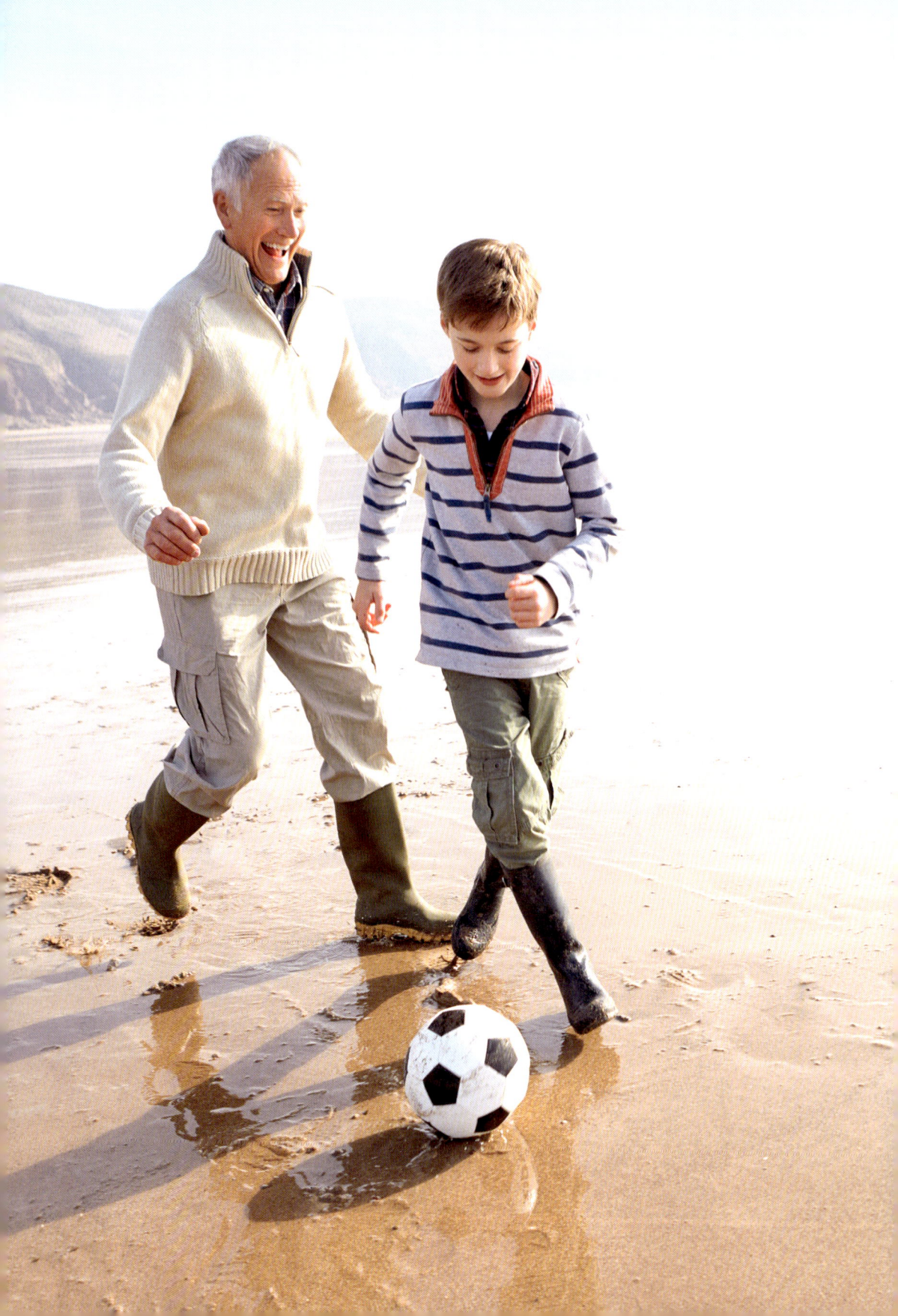

NUDGE 12 –
Das Leben lebendig machen

Warum sollte ich fasten, wenn ich sowieso eines Tages sterben muss?
Solange ich fasten kann, hole ich mir mehr Lebendigkeit in mein Leben!

Und …
… ich verbrenne meine Fettreserven im Schlaf,
… ich verbessere meine Konzentrations- und geistige Leistungsfähigkeit,
… ich beuge Erkrankungen wie Bluthochdruck, Diabetes, Alzheimer und Parkinson vor,
… ich bleibe beweglich,
… ich verhindere den Abbau von Muskelmasse, während ich täglich Gewicht verliere,
… ungewollte Heißhunger-Attacken gehören der Vergangenheit an.

Ich glaube, das sind Punkte genug, um mein Leben lebendiger zu machen.

MEIN NEUNTER EINSER

Heute widmen wir uns einem Thema, das ich bislang nur gestreift habe: die gesunde Ernährung. Mir ist wichtig, dass bei 10in2 keine Verzichtslaune aufkommt, weshalb ich das gesunde Essen nun gegen Ende des zweiten Teils Ihres Wie-schmuggle-ich-mehr-Lebendigkeit-ins-Leben behandle, was ja ein wichtiger Aspekt bei 10in2 ist.

Durch die gezielten Essenspausen und die Ess-Tage dazwischen schleicht sich in der Regel ohnedies ein aus ernährungsmedizinischer Sicht vernünftigeres Essverhalten ein. Man hat tatsächlich weniger Lust auf Ungesundes und Beschwerendes. Infolge dessen lohnt sich auch die Beschäftigung mit Lebensmitteln, Rezepten und Nährstoffen, die wir brauchen und was wir links liegen lassen können, ohne dass uns etwas fehlt.

Rezepte mit spermidinhaltigen Zutaten finden Sie in diesem Buch an einigen Stellen. Alle haben drei, nein vier, grundlegende Eigenschaften: Sie sind gesund, verjüngen Ihre Zellen und die Gerichte sind schnell und einfach zu kochen. Und natürlich schmecken Sie vorzüglich.

GENIESSEN MIT KÖPFCHEN

Wenn Sie sich künftig an den Ess-Tagen etwas Gutes tun wollen, kochen Sie am besten selbst oder gehen Sie in Restaurants mit übersichtlichen Speisekarten (dann sind die Gerichte meistens frisch zubereitet). Wenn Sie auch hier Wert auf zellverjüngende Zutaten legen, empfehle ich Ihnen die japanische, thailändische, italienische und türkische Küche. Die österreichische Küche ist ebenfalls empfehlenswert, weil sie eine große kulinarische Tradition hat.

Ansonsten ist gesund essen ganz leicht. Achten Sie auf:

»Essen ist mehr als nur Nahrungsaufnahme. Es ist ein Stück Lebensqualität.«

- Viele Ballaststoffe (zum Beispiel aus Haferflocken, Weizenkleien, Vollwertprodukten, Gemüse und nicht zu süßem Obst) mit Sattmacheffekt,
- wenig tierische Fette, den Cholesterinwerten zuliebe,
- nicht so viel rotes Fleisch,
- reichlich fettarme Milchprodukte für starke Knochen und Muskeln (und

wenn Sie Kuhmilch nicht vertragen, wie viele erwachsene Zeitgenossen, steigen Sie auf Sojadrink oder Nussdrinks um),

- große, den Magen füllende Gemüsebeilagen zu sättigenden Eiweißportionen (150 Gramm pro Portion, zum Beispiel aus Hülsenfrüchten, wie Sojabohnen, Linsen, Lupinen, Erbsen oder Geflügel oder Eiern oder Fleisch oder Fisch und Meeresfrüchten) und kleineren Sättigungsbeilagen, wie Kartoffeln, Knödel oder Nudeln.
- Sie mögen kein Gemüse und Obst: Dann probieren Sie es einfach mal in flüssiger Form als Tomatensaft oder Frucht-Smoothie.

MAHLZEITEN BEWUSST PLANEN

An Ihren Nuller-Tagen haben Sie ja schön Zeit, da können Sie sich auch mal durch ein paar Kochbücher blättern und einen Speiseplan machen. Nehmen Sie immer zwei, drei Rezepte mit spermidinhaltigen Lebensmitteln auf Ihre Liste (s. S. 26) und suchen Sie sich weitere Rezepte dazu. Dann machen Sie einen Großeinkauf pro Woche und besorgen sich bei Bedarf noch ein paar frische Sachen beim Bäcker oder am Gemüsestand, fertig. Das spart noch mehr Zeit und Geld und, was bei den Kochaktionen rauskommt, schmeckt besser als jeder Fertigfraß oder jedes Fastfood, das Sie an der Tankstelle oder in den Schnellrestaurants daneben kaufen können.

Planen Sie pro Tag drei Mahlzeiten ein, dann müssen Sie zwischendurch auch nichts mehr essen und schonen durch kleine Intervallfastenpausen von fünf Stunden aufs vorzüglichste Ihre Bauchspeicheldrüse und Ihren Insulinspiegel. Falls doch zwischendurch der Hunger kommt, genießen Sie eine Extraportion Eiweiß und gesunde Fette in Form von ungesalzenen Nüssen. Und trinken Sie viel Wasser! Mit dem Alter schwindet das Durstgefühl immer mehr. Deshalb immer eine Flasche im Gepäck oder auf dem Tisch stehen haben, die leert sich dann von ganz alleine. So fördern Sie Ihren Fettabbau sogar an den Ess-Tagen.

Das Leben ist ein Fest

Ja, es gibt sie, die Partys, Geschäftsessen, Einladungen, Feiertage, Urlaube …: Nicht immer gelingt es, an den Ess-Tagen eine ausgewogene Ernährung konsequent durchzuhalten. Das ist auch überhaupt nicht schlimm. Wenn Sie einmal über die Stränge schlagen, tun Sie es bitte immer mit Genuss und Freude, und haben Sie bloß kein schlechtes Gewissen. Mit dem Nicht-Ess-Tag bei 10in2 ist dann eh wieder alles im Lot.

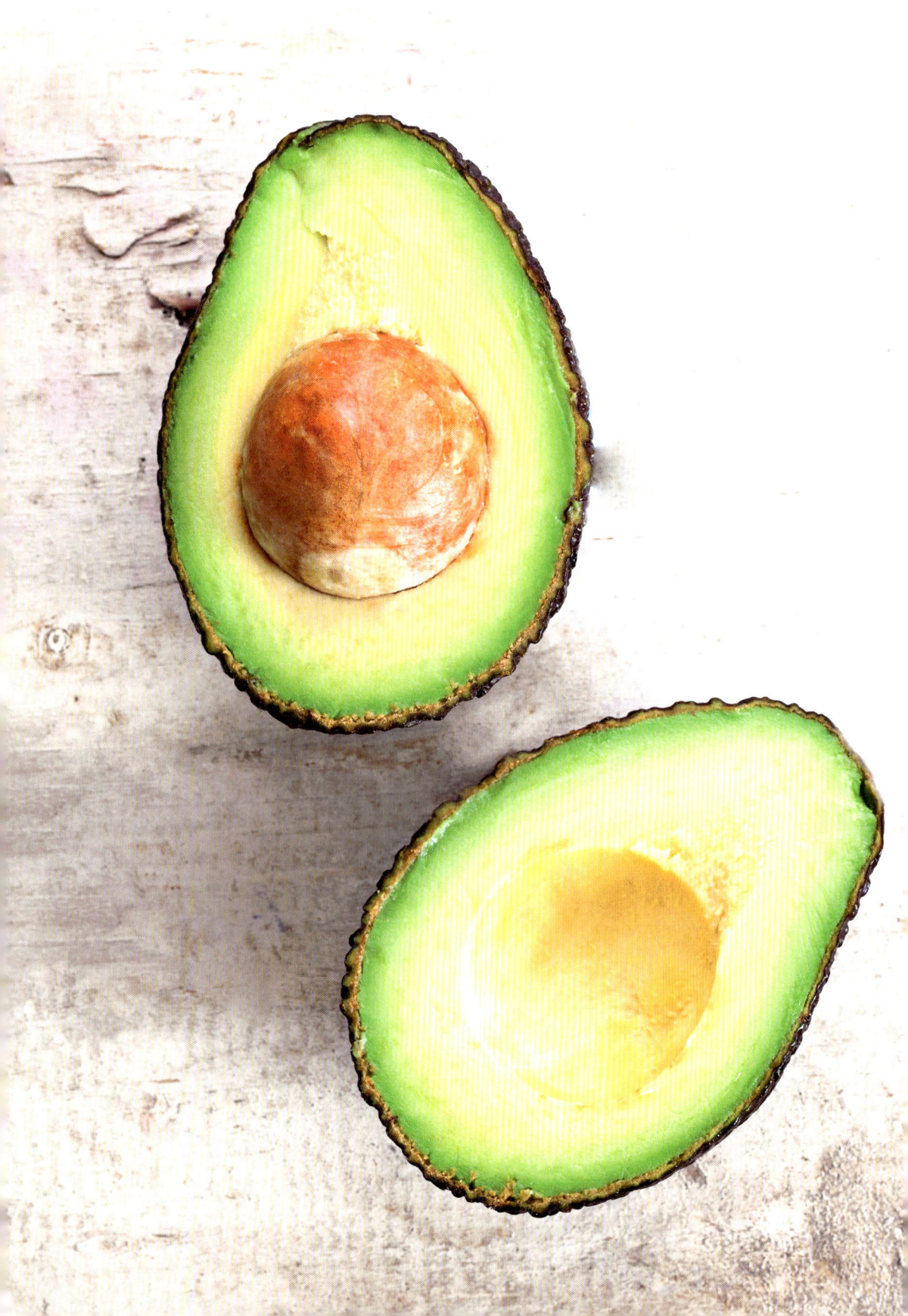

AVOCADO-TOMATEN-OMELETT

Für 1 Portion

Zutaten:

½ Avocado

Saft von ½ Zitrone

100 g Cherrytomaten

4 Stängel frische Petersilie

¼ TL Chiliflocken

Salz, schwarzer Pfeffer aus der

Mühle

3 Bio-Eier

2 EL Milch

1 EL Butter

So geht's

1 Avocado schälen, halbieren und den Kern entfernen. Das Fruchtfleisch würfeln und in einer Schüssel mit dem Zitronensaft mischen – so wird es nicht braun. Tomaten waschen und vierteln. Petersilie waschen und abzupfen, mit Tomaten und Chiliflocken zur Avocado geben. Salzen und pfeffern.

2 Die Eier in einer Schüssel verquirlen, Milch unterrühren, mit Salz und Pfeffer würzen.

3 Die Butter in einer beschichteten Pfanne zerlassen und die Eiermasse eingießen, mit einem Holzlöffel knapp 1 Minute durchrühren. Sobald die Mischung stockt, in der Pfanne verteilen und nicht mehr bewegen. Die Avocado-Tomaten-Füllung auf eine Hälfte geben und die andere Hälfte darüberklappen.

MEIN NEUNTER NULLER

Mittlerweile sind Sie sicher schon ein angehender 10in2-Profi, kann das sein? Sie wissen, wie gut Ihnen Bewegung tut, insbesondere an Ihren Nullern. Zeit, sich noch einmal um Ihre wichtigsten Verbündeten beim Abnehmen mit 10in2 zu kümmern. Sobald Sie Ihre Alltagsaktivitäten oder eine Übungsabfolge im Yoga, wie der Sonnengruß auf Seite 124, mit Krafttraining kombinieren, bekommen Sie Ihr Fett richtig weg. Denn die Muskeln sind die Fettverbrennungsmaschinen des Körpers. Je mehr Muskelmasse Sie aufbauen, desto stärker steigen der Grundumsatz und alle Stoffwechselleistungen an. Durch antrainierte Muskeln verbrennen Sie dann auch bei allen Aktivitäten und insbesondere bei Ausdauertraining mehr Fett.

Diese Effekte können Sie mit einem kleinen Muskel-Workout, für das Sie nur Ihr eigenes Körpergewicht und eine Trainingsmatte brauchen, noch verstärken. Das kostet nicht viel Zeit, auch wenn Sie heute reichlich darüber verfügen.

DAS NULLER-MUSKEL-WORKOUT

Wichtig:
- Machen Sie die Übungen langsam und kontrolliert.
- Halten Sie bei den Übungen nicht die Luft an. Ihre Muskelzellen brauchen Sauerstoff, um zu wachsen.
- Fordern Sie Ihre Muskeln: Pro Übung sollten Sie ein paar Wiederholungen durchführen bei insgesamt drei Durchgängen (Sätzen) pro Übung und jeweils 30 Sekunden Pause dazwischen. Dabei dürfen die Muskeln ruhig ein bisschen wehtun, denn sonst bringen die Übungen nichts.

Sehr wichtig:
- Machen Sie zwischen den Übungen kurze Pausen zum Verschnaufen.

Übung für die Bauchmuskeln: Legen Sie sich auf den Bauch. Die Beine sind ausgestreckt und die Zehenspitzen angestellt. Stützen Sie sich auf Ihren Unterarmen ab, die Hände liegen mit den Unterkanten auf dem Boden, die Fin-

Der Nachbrenneffekt ist enorm: Jedes Pfund Muskeln, das Sie aufbauen, verbrennt 50 Kalorien mehr am Tag – im Sitzen! Sie haben mehr Energie und Ihre Leistungsfähigkeit erhöht sich.

gerspitzen zeigen nach vorne. Ziehen Sie nun Ihren Bauch ein, atmen Sie dabei aber normal weiter und drücken Sie Ihren ganzen Körper in einer Linie nach oben. Achten Sie darauf, dass Sie dabei nicht ins Hohlkreuz fallen. Halten Sie die Position eine Minute lang. Wiederholen Sie die Übung dreimal hintereinander.

Die dynamische Alternative: Hula-Hoop oder Bauchtanz!

Übung für einen knackigen Po: Mit dieser Übung straffen Sie Ihre Gesäßmuskeln und stützen Ihren Lendenwirbelbereich. Legen Sie sich dazu auf den Rücken und stellen Sie Ihre Füße hüftbreit geöffnet an. Legen Sie Ihre Arme neben dem Körper ab. Drücken Sie Ihr Becken nach oben, bis Oberkörper und Oberschenkel eine Linie bilden. Strecken Sie nun Ihr rechtes Bein vor, kurz halten und stellen es dann wieder ab. Spannen Sie dabei fest ihre Bauchmuskeln und die Pomuskeln an. 15 Wiederholungen und dann Seitenwechsel.

Übung für starke Beine: Stellen Sie sich in einen Türrahmen und lassen Sie Ihre Arme nach unten hängen. Die Beine sind leicht gegrätscht und berühren mit den Fußaußenkanten rechts und links den Türinnenrahmen. Gehen Sie leicht in die Knie und drücken Sie Ihre Handrücken an den Rahmen. Spannen Sie auch Ihren Bauch an und ziehen Sie Ihren Bauchnabel nach innen. Halten Sie die Spannung zehn Sekunden lang und atmen Sie dabei ruhig weiter. Wiederholen Sie die Übung sechsmal.

ZUM ABSCHLUSS: STRETCHING

- Dehnen Sie sich mit Gefühl.
- Vergessen Sie dabei nicht, regelmäßig zu atmen.
- Mehr ist mehr – und einmal ist besser als keinmal. Selbst der verkürzteste und verhärtetste Muskel freut sich, wenn er gedehnt wird.

Becken strecken: Legen Sie sich ausgestreckt auf den Boden und ziehen Sie die Fußspitzen zu sich her. Schieben Sie jetzt das rechte Bein so weit wie möglich nach unten und halten es gestreckt. Bringen Sie es wieder in die Ausgangsposition und wiederholen Sie die Übung mit dem linken Bein. Üben Sie im Wechsel eine Minute lang.

Igel: Sie bleiben in Rückenlage und ziehen beide Knie an Ihren Körper, umfassen Sie fest mit beiden Armen und ziehen Sie noch weiter an die Brust. Halten Sie die Position etwa 20 Sekunden lang und atmen Sie dabei ruhig ein und aus. Entspannen Sie sich und wiederholen Sie die Übung noch einmal.

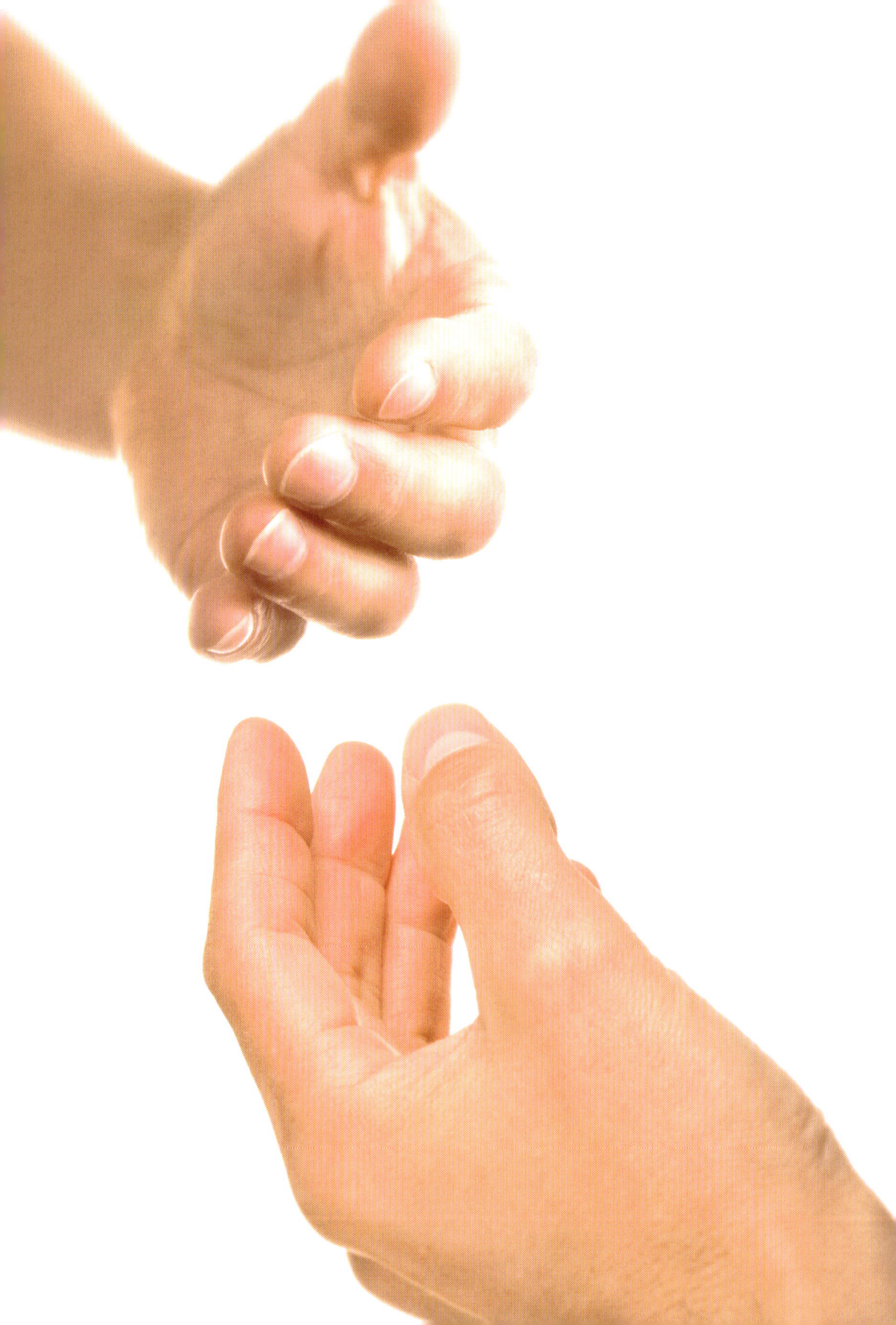

NUDGE 13 –
Unterstützung suchen

Manchmal ist es leichter bei lebensverändernden Projekten, wenn man sich Hilfe holt. Aus diesem Grund bieten wir parallel zu diesem Buch einen Coaching-Service an.

Barbara Scaroni wurde von Bernhard Ludwig ausgebildet und arbeitet an seiner Seite. Sie hat 40 Jahre Diätwahnsinn hinter sich und bietet sich gerne als Coaching-Partnerin und für alle Fragen rund um 10in2 an.

Mehr dazu erfahren Sie auf: www.nobelpreis-diaet.de/coaching

MEIN ZEHNTER EINSER

Mit der Bauchumfang-Messung haben Sie bereits ein gutes Erfolgsbarometer zur Hand. Machen Sie bloß nicht den Fehler, sich jeden Tag zu messen. Ideal ist eine Messung pro Woche. Wenn Sie möchten, können Sie zu diesem Zweck auch ein Diagramm anfertigen mit einer schönen sinkenden »Fieberkurve«, die Sie als weitere Motivationshilfe – denn ich bin mir sicher, wenn Sie so weit gekommen sind, machen Sie weiter! – an den Kühlschrank oder den Badezimmerspiegel hängen. Falls Sie es noch genauer wissen möchten, wie es in Sachen Bauchfett um sie steht, empfehle ich die Dexa-Messung.

RICHTIG MESSEN MOTIVIERT

Mit dem gleichen Gerät, das Knochendichteuntersuchungen möglich macht, lässt sich auch das Bauchfett abschätzen. Man nennt die Methode Dexa- oder Bioimpedanz-Messung. Warum das wichtig ist? Die größte Bedrohung für Ihre Gesundheit ist nicht, dass Sie ein paar Pfunde zu viel auf den Rippen haben, sondern vielmehr, dass Ihre inneren Organe verfetten. Vor allem Herz, Leber und Bauchspeicheldrüse werden von Speicherfett umhüllt. Dieses Fett nennt man auch viszerales Fett und es soll nicht mehr als drei Liter ausmachen – alles darüber belastet Ihren Körper.

Bei unklaren Krankheitsbildern und einem sichtbaren Übergewicht am Bauch, ist es durchaus empfehlenswert, die Fettverteilung im Körper wissenschaftlich objektivieren zu lassen. Dazu bietet sich die Dexa-Messung hervorragend an. Sie erlaubt genauestens den Anteil zwischen Muskelmasse und Fettgewebe auseinanderzuhalten und isoliert zu messen.

Die Dexa-Messung hilft auch psychologisch beim Abnehmen, vor allem wenn man anfangs noch keine sichtbare Veränderung an sich bemerkt.

Das erste Fett, das man bei der Nahrungseinschränkung oder -umstellung verliert, ist das viszerale Fett. Dieses ist leicht mobilisierbar, wird aber auch schnell gespeichert. Wenn Sie also nach den ersten Wochen von 10in2 einen kleinen Motovationsschub brauchen, kann ich Ihnen diese Methode wärmstens empfehlen. Im Internet finden Sie eine Praxis in Ihrer Nähe, in der Sie eine Bioimpedanz- oder Dexa-Messung machen lassen können.

DIE SEMINARKABARETT-MESSUNG

Last but not least: In der Causa »Wie messe ich meine Erfolge richtig?« möchte ich Ihnen auch meine spezielle und selbst kreierte Seminarkabarett-Messung nicht vorenthalten.

Falls Sie bisher noch nicht die Gelegenheit hatten, eine meiner Seminarkabarett-Vorstellungen zu besuchen und ich Ihnen diese sensationelle Methode nicht persönlich demonstrieren konnte, hier präsentiere ich sie Ihnen Schwarz auf Weiß. Das entscheidende Risikokriterium für den Mann ist – wie bereits beschrieben – ein Bauchumfang über 94 Zentimeter und bei Frauen 80 Zentimeter, denn diese Werte tragen maßgeblich dazu bei, dass Sie Probleme mit Rettungsringen, ungünstigen Cholesterinwerten, Insulinresistenz, Stoffwechsel oder Blutdruck bekommen.

So geht's:

- Nehmen Sie sich ein 100 Zentimeter langes Maßband zur Hand und betrachten Sie jeden Zentimeter als Lebensjahr. Leider muss ich Sie an dieser Stelle enttäuschen, wenn Sie angenommen haben, dass nun jeder Zentimeter auch für Ihre verbleibende Lebenszeit steht.
- Betrachtet man die durchschnittliche Lebenserwartung laut Statistik, so darf eine Frau ihr Maßband bei 83 und ein Mann das seine bei 77 Zentimetern abschneiden. Aber: Auch die noch verbleibenden Zentimeter entsprechen nicht unbedingt der Zeit, die Sie noch vor sich haben. Nun dürfen Sie nämlich auch noch die Jahre abschneiden, die Sie bereits verbraucht haben.
- Der Vollständigkeit halber dürfen Sie, auch wenn Ihr Maßband vielleicht jetzt schon recht kurz scheint, noch Ihre Risikofaktoren für Stoffwechselstörungen und ein frühes Ableben (siehe Kasten) abrechnen.

Lebenserwartung in Kurzform

Bluthochdruck (160/100 mm/Hg): minus 4 Jahre

Rauchen (20 Zigaretten/Tag): minus 4 Jahre

Cholesterin (240mg/dl): minus 2 Jahre

Blutzucker (170mg/dl): minus 6 Jahre

Bauchfett: minus 6 Jahre

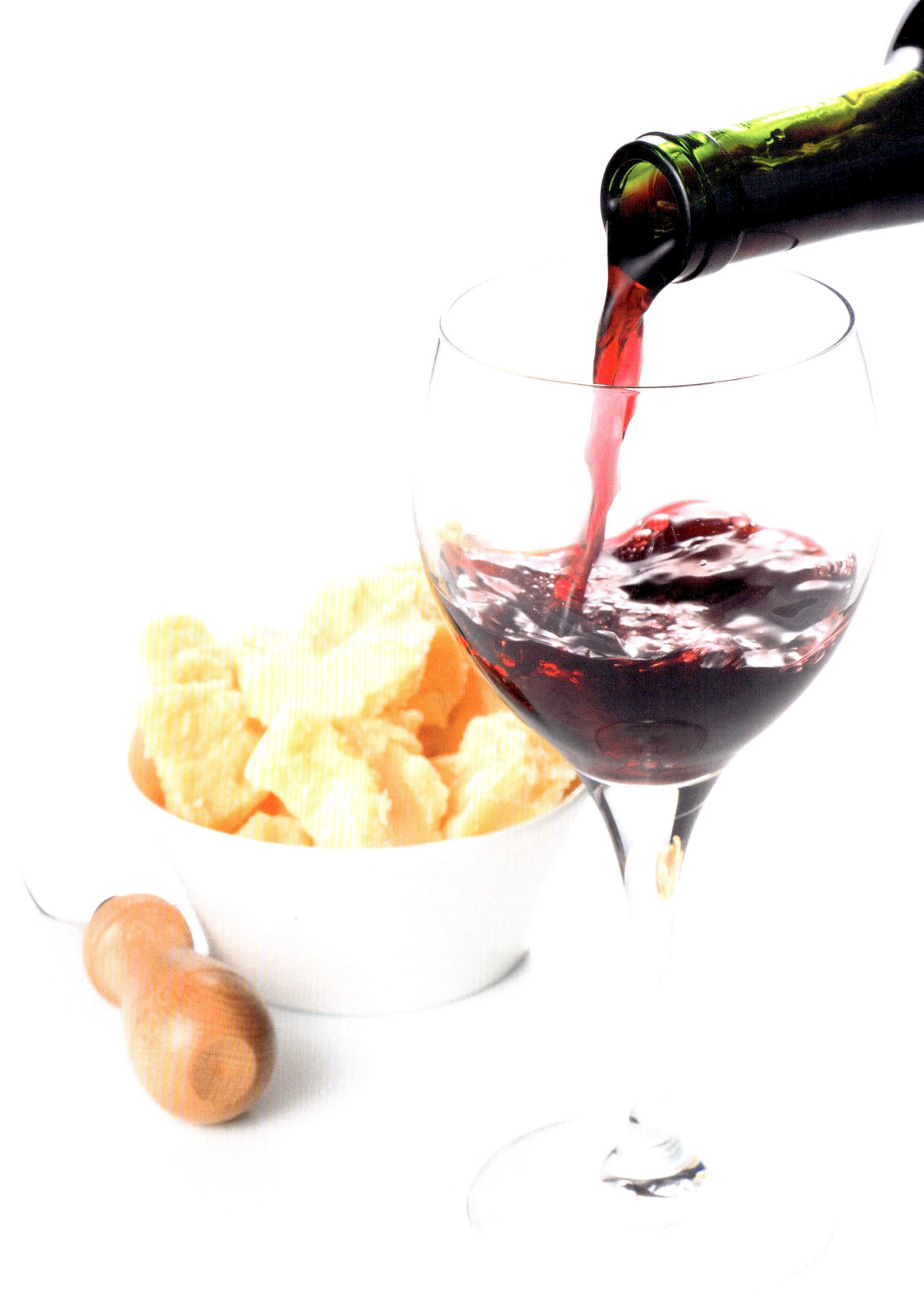

NUDGE 14 –
Gratulation!

Bei jeder Gewohnheit, die wir pflegen – egal, ob sie uns guttut oder nicht –, handelt es sich aus verhaltenspsychologischer Sicht um nichts anderes als eine Datenautobahn in unserem Gehirn. Diese haben Sie durch wiederholtes Verhalten über die Jahre hinweg angelegt. Eine dieser Gewohnheiten war unsere bisherige Ernährungsweise.

Jetzt, nach 20 Tagen, haben wir einen großen Schritt gemacht. Denn nach drei Wochen mit 10in2 haben Sie Ihre Datenautobahn nun neu gebahnt, die Grünstreifen sind auch angelegt und Sie kommen wunderbar voran. Jetzt sind Sie gewissermaßen programmiert für ein langes, lust- und genussvolles 10in2-Leben!

MEIN ZEHNTER NULLER

An Ihrem letzten Nuller im 20-Tage-Begleitprogramm möchte ich Sie aufs Herzlichste zu Ihrem Erfolg beglückwünschen. Die härteste Zeit haben Sie jetzt hinter sich und Sie haben sicher auch schon bemerkt, dass sich Ihr Körper und Ihr Kopf nun schon um einiges leichter tun, oder? Heißhunger und Appetit bleiben an den Nullern aus, Ihre Lust auf Junk-Food ist zurückgegangen und Ihr Körper verlangt von sich aus eine gesunde und ausgewogene Ernährung an den Ess-Tagen? Das ist wunderbar, weiter so! Und sofern Sie den Erfolg in Form verschwundener Rettungsringe noch nicht an sich beobachten konnten, dann vertrauen Sie darauf, dass das bald der Fall sein wird. In Kürze können Sie sich eine opulente Shopping-Tour gönnen, weil Ihr Kleiderschrank nur mehr zu große Kleidungsstücke im Angebot hat. Sie haben ja jede Menge Geld gespart an den Nullern, also haben Sie auch ein ausreichendes Shopping-Budget zur Hand. Spätestens dann wissen Sie, warum der 10in2-Lebensstil ein fester Bestandteil Ihres Lebens bleiben wird.

UND NOCH EIN JOKER

Ich darf an dieser Stelle abschließend eine weitere Empfehlung zum Joker-Ess-Tag abgeben: Sie entschärfen Ihren Einser-Joker, wenn Sie an diesem Tag nicht alle Mahlzeiten zu sich nehmen. Das heißt, dass Sie am Ess-Joker-Tag nicht das volle Programm aus Frühstück, Mittag- und Abendessen durchziehen müssen. Falls Sie besonders gewissenhaft sind, können Sie auch einen »neutralisierenden Ess-Joker« einlegen, in dem Sie an beiden aufeinanderfolgenden Einsern nicht alle Mahlzeiten zu sich nehmen. Wie gesagt – Joker-Tage sollten die Ausnahme bleiben, um die positive Wirkung von 10in2 nicht zu schmälern.

Aber wenn Sie an zwei aufeinanderfolgenden Tagen jeweils nur eine Mahlzeit zu sich nehmen, dann haben Sie den Joker-Tag jedenfalls verbessert. Und nachdem Sie am Einser-Joker als erprobter 10in2er ohnedies keinen Hunger mehr haben (sollten), müssen Sie sich auch nicht zum Essen zwingen.

Aber wie gesagt – der Joker-Tag ist die Ausnahme! Wenngleich Sie dem Einser-Joker wie dem Nuller-Joker die gleiche Daseinsberechtigung einräumen sollten, machen Sie dennoch nicht allzu oft davon Gebrauch. Außer Sie haben wirklich enorme Reserven: Dann planen Sie, zumindest solange dieser Zustand anhält, ruhig zwei, drei feste Joker-Fastentage im Monat ein!

GESUNDHEIT-INS-ESSEN-SCHWINDEL-TIPPS

Eine tolle Hilfe auf Ihrem Weg in ein schlankeres, lustvolles Leben sind die Schwindeltipps der 10in2-Community.

Probieren Sie morgen doch gleich mal einen aus!

- Das menschliche Gehirn braucht etwa 15 bis 20 Minuten, um bei der Nahrungsaufnahme ein Sättigungsgefühl festzustellen. Die durchschnittliche Verweildauer von Gästen in Fastfood-Tempeln beträgt hingegen 12 Minuten. Nehmen Sie sich für Ihr Essen Zeit. Essen Sie langsam. Wenn das anfänglich schwierig ist, greifen Sie zu Stäbchen. Telefonieren Sie nach jedem dritten Bissen mit Ihrer Mutter.
- Trinken Sie gerne Alkohol? Alkohol als Durstlöscher in Kombination mit einer Autofahrt fettet nicht nur das Punktekonto in Flensburg. Versuchen Sie immer genauso viel Wasser wie Alkohol zu trinken, am besten abwechselnd. Mit 10in2 erreichen Sie im Übrigen dieselben persönlichkeitsverändernden Glücksgefühle durch eine geringere Alkoholmenge als vor 10in2. Zumindest bei nüchternem Magen am Nicht-Ess-Tag.
- Verzichten Sie auf industrielle Transfette in Fertiggerichten, TK-Pommes oder industriell hergestellten Backwaren. Verwenden Sie hochwertige Pflanzenöle (Olivenöl, Rapsöl und andere).
- Der perfekte Kühlschrankinhalt am Nicht-Ess-Tag besteht aus Licht und Senf. Ist dies aus familiären Gründen nicht möglich oder sollten Sie beispielsweise in einer WG leben und sich eine Küche und einen Kühlschrank teilen müssen, so halten Sie eben – so gut es geht – Ihr Kühlschrankfach und damit die Verführung verschlankt oder sich selbst fern von ihm.
- Besorgen Sie Schokolade, Süßigkeiten, Snacks für zwischendurch zu Fuß. Für Fortgeschrittene: hüpfend, auf einem Bein.
- Probieren Sie hin und wieder geräucherten Tofu oder Seitan sowie Hülsenfrüchte statt Rind, Schwein & Co.
- Kochen Sie mit Freunden, entwickeln Sie Freude und Spaß am kulinarischen Weg zum Ziel. Und nehmen Sie alle und jeden, die und den Sie mögen, mit auf Ihre Reise in Ihr schlankes Leben.

REGISTER

BÜCHER & DVDS

Bücher von Bernhard Ludwig

Morgen darf ich essen, was ich will. Gräfe und Unzer, 2012

Anleitung zum lustvoll leben. Eigenverlag, 2010

Anleitung zur sexuellen Unzufriedenheit. Eigenverlag, 2002

Bücher aus dem GRÄFE UND UNZER Verlag

Gameau, Damon: Voll verzuckert – That Sugar Book, 2015

Fröhlich, Susanne: Fröhlich fasten, 2018

Poletto, Cornelia: Koch dich glücklich mit Cornelia Poletto, 2016

Hotel Sacher: Das Original-Sacher Kochbuch, 2018

DVDs

Anleitung zur sexuellen Unzufriedenheit (auch als Audio-CD)

Anleitung zum Diätwahnsinn (auch als Audio-CD)

Link

Über den folgenden Link können Sie alle Publikationen von Bernhard Ludwig bestellen.
Hier finden Sie auch die BlutdruckSMS-App sowie Informationen zu persönlichen Coachings von
Bernhard Ludwig und Barbara Scaroni. Terminvereinbarungen für Expertengespräche, Interviews
und Kabarett: www.nobelpreis-diaet.de/coaching

IMPRESSUM

© 2019 GRÄFE UND UNZER VERLAG GMBH, München

ISBN 978-3-8338-6855-9

Konzeption & Text: Anna Cavelius
Korrektorat: Petra Bachmann
Umschlaggestaltung & Layout: Independent Medien-Design, Horst Moser, München
Herstellung: Markus Plötz
Satz: CH Format, Christiane Hunstein
Illustrationen: i stock
Fotos: siehe Bildnachweis
Repro: Repro Ludwig, Zell am See
Druck und Bindung: F&W Kienberg

Bildnachweis
Shutterstock (S. 27, 58, 64, 70, 86, 94, 102, 110, 111, 118, 126, 134, 142, 150)
Stockfood (S. 82, 90, 98, 106, 114, 122, 130, 138, 146)
Bernhard Ludwig (S. 6)

1. Auflage 2019
www.graefeundunzer-verlag.de
www.facebook.com/gu.verlag

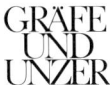

Ein Unternehmen der
GANSKE VERLAGSGRUPPE

Wichtiger Hinweis
Die Informationen in diesem Buch stellen die Erfahrung und Meinung des Autors dar. Sie wurden von ihm nach bestem Wissen erstellt und mit größtmöglicher Sorgfalt geprüft. Weder Autor noch Verlag können für eventuelle Nachteile oder Schäden, die aus den im Buch gegebenen praktischen Hinweisen resultieren, eine Haftung übernehmen.